La création d'un homme

étant une description des membres artificiels et

comment ils peuvent être adoptés par ceux qui ont

subi la perte de leurs membres naturels

Compagnie George R. Fuller

Writat

Cette édition parue en 2023

ISBN : 9789359251783

Publié par
Writat
email : info@writat.com

Introduction

La création d'un homme est un processus de temps, d'entraînement et de progrès. Le bébé, en effet, peut naître parfait dans ses proportions physiques et en possession de facultés normales ; mais aucun produit de la nature ne peut rester immobile. La croissance ou le déclin sont le lot de chacun, et l'homme – l'homme complet et parfait – est le résultat d'un développement physique et mental.

Il n'y a jamais eu une époque où le développement physique ait reçu autant d'attention qu'aujourd'hui, ni où son importance ait été aussi grandement appréciée. La culture physique et l'exercice en plein air ont eu pour résultat de rendre les hommes et les femmes plus forts et plus sains, et par conséquent plus gracieux de port et de silhouette et mieux préparés à jouir des plaisirs et à accomplir les devoirs de la vie. La conviction est désormais générale que, pour produire le type d'homme le plus élevé, la culture et le développement de la structure physique doivent procéder avec la culture de l'esprit ; mais d'un autre côté, les sages n'admettent pas qu'il faille encourager la pratique consistant à consacrer trop d'attention à l'athlétisme, aussi répandue que l'on puisse dire que cette pratique soit dans de nombreux collèges de premier plan. Le rapport approprié doit être respecté.

Il n'est certes pas souhaitable que la race devienne une race de géants ignorants, mais néanmoins la valeur de l'exercice et du travail physique ne peut être contestée. Le droit de poursuivre cette valeur devrait être partagé par toute l'humanité. Heureusement , il est maintenant possible, comme ce n'était pas le cas auparavant, à ceux qui ont perdu des membres de s'adonner à un exercice légitime et d'accomplir le travail physique nécessaire malgré leurs malheurs. Les activités de la vie, avec les bénéfices qui en découlent, ne leur sont plus refusées.

La chirurgie, la fabrication scientifique de dispositifs mécaniques pour la correction des déformations et la fabrication de substituts artificiels aux membres perdus ont fait progresser les méthodes destinées à améliorer la condition ou à atténuer les souffrances de l'humanité.

Il fut un temps où la perte d'une jambe équivalait à devoir affronter le reste de la vie sur un bâton à l'entrejambe. Il y a par exemple Peter Stuyvesant, dont le portrait figure sur la couverture de ce catalogue. Il perdit une jambe dans les guerres des Antilles en 1640. Par la suite, à l'époque où il fut le dernier directeur général néerlandais des Nouveaux Pays-Bas - de 1647 jusqu'à sa reddition aux Anglais en 1664 - et jusqu'à sa mort à New York en 1682. à l'âge de quatre-vingts ans, il s'est frayé un chemin. C'était un homme tout à fait capable de s'offrir le meilleur de la vie, mais rien de mieux que la jambe de bois ordinaire n'était alors disponible, et ainsi, pendant quarante ans ou plus, Peter Stuyvesant a souffert des inconvénients dus à ce dispositif rudimentaire.

Aujourd'hui, heureusement pour les personnes touchées, de meilleures choses sont possibles. La science et l'art se sont combinés avec tant de succès dans la fabrication de nos membres artificiels que non seulement celui qui les porte est exempt de tout inconfort, mais il est également en mesure de poursuivre sa carrière et de poursuivre, si nécessaire, son travail pour gagner sa vie. Par ailleurs, la perfection de la conception et de la fabrication de ces aides rend leur présence difficile à détecter.

Non seulement le travail ordinaire est bien exécuté, mais de nombreux exploits remarquables sont accomplis par les porteurs de membres de notre fabrication. Quelques exemples sont cités ci-dessous.

Un célèbre lanceur d'une équipe de baseball et un cycliste remarquable, bien que privé au début de sa vie de ses deux jambes par accident, est capable d'occuper une position importante dans sa profession.

Un opérateur constamment debout dans une tour de signalisation ne subit aucun inconvénient. Après avoir fait cinq expériences, il a finalement constaté que la jambe artificielle dont nous l'avons équipé est la plus confortable qu'il ait jamais portée.

Un cycliste chevronné, dont les deux jambes ont été amputées, une au-dessus du genou et une en dessous, déclare notre remplaçant sans faute. Il est capable non seulement de monter et descendre de cheval avec facilité, mais également d'effectuer toutes sortes de figures et de conduites sophistiquées, ce qui est aussi efficace que ses concurrents dotés de membres sains, musclés et naturels. En outre, il a un palmarès de 2,37 milles.

L'argent n'achètera pas le bonheur, mais il contribuera à l'atteindre. L'argent ne compensera pas la perte d'un membre, mais il permettra d'acheter un substitut équitable si l'on sait où se le procurer.

Celui qui possède une montre précieuse et délicate ayant besoin d'être réparée sera naturellement très prudent à l'égard de la personne à qui elle est confiée. En cas de maladie, nous sommes enclins à faire très attention à la personne à qui nous confions le patient. Une enquête minutieuse est menée sur la fiabilité du médecin et son expérience, s'il a réussi ou non, s'il comprend son métier et est honnête dans son objectif ; si ses conseils seront donnés dans le meilleur intérêt du patient, ou si son propre profit est pour lui de première importance.

Il est tout à fait légitime de poser des questions similaires à l'égard des fabricants de membres artificiels ; mais trop souvent, les gens sont négligents en la matière et confient l'affaire à presque n'importe qui dans le secteur, sans se soucier de la responsabilité ou de la fiabilité. Ainsi le remède obtenu est souvent pire que le mal. L'enquête la plus stricte doit être menée. Un fabricant compétent doit être sélectionné. Le dossier lui étant confié, les moindres détails doivent être laissés à son jugement, avec la certitude que son expérience et sa compréhension approfondie de son métier produiront le meilleur résultat.

Aucun style de membre ne convient à tous les cas. Une construction appropriée et distincte est nécessaire pour que le membre réponde aux exigences de la personne qui doit être obligée de le porter. Conscients de cette vérité, nous avons été amenés à étudier les particularités et les besoins individuels de chaque cas qui nous est présenté. Nos membres sont construits avec une telle variété d'articulations et d'accessoires que chaque appareil peut être adapté avec précision à toute variation de l'état ou de la profession du patient. En cas de doute sur le résultat, nous vous donnons toute possibilité d'expérimenter à nos frais. C'est pour cette raison que tant d'acheteurs ont fait l'éloge de nos efforts et de nos résultats dans les termes les plus élogieux.

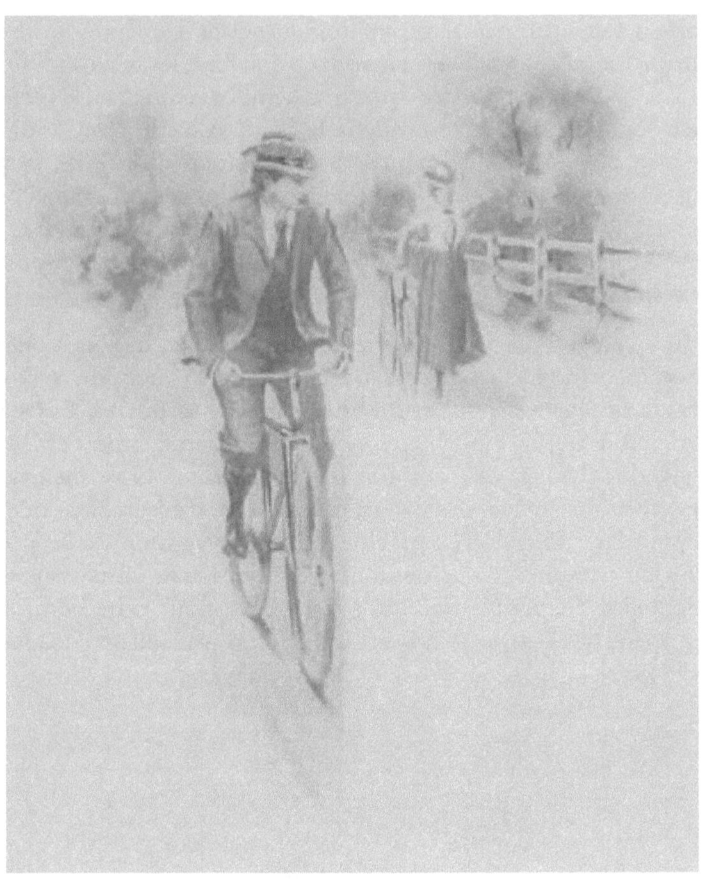

Nous ne cherchons pas à discréditer les autres fabricants, mais nous affirmons simplement, en toute confiance, que nous sommes les fabricants des meilleurs produits disponibles. Dans les pages qui suivent, nous nous sommes efforcés de donner une idée de l'ingéniosité et de la compétence artistique que nous accordons à notre travail.

Depuis plus de quarante ans, en fait depuis 1856, nous exerçons nos activités à Rochester sans interruption et avec une prospérité croissante. Jusqu'en 1876, l'entreprise était dirigée par le Dr Douglas Bly, qui la fonda. Puis, pendant vingt ans, M. Fuller a personnellement continué l'entreprise, jusqu'à ce qu'en 1896 la société actuelle soit constituée en vertu des lois de l'État de New York avec un capital libéré de 25 000 $. La patience et l'habileté exercées tout au long de ces années ont fait évoluer le membre que nous appelons « The Walk-Easy Leg » et nous ont placés à la tête des fabricants de membres artificiels. Nos efforts ont toujours consisté à nous améliorer et à nous perfectionner, à exceller à chaque instant. Nous sommes assurés que ces efforts ont été approuvés. Nous bénéficions de la confiance de ceux qui ont trouvé besoin de nos services. Comme preuve supplémentaire que nous avons cherché avec succès à exceller, on peut affirmer qu'au cours des vingt dernières années, malgré une concurrence active, nous avons fourni au gouvernement des États-Unis un quart en nombre de tous les membres fournis aux retraités. Nous avons également approvisionné officiellement les États de Virginie, de Géorgie, de Caroline du Sud et de Louisiane. De plus, nos travaux ont été classés de premier ordre par divers conseils scientifiques convoqués à cet effet et ont reçu l'approbation des chirurgiens les plus célèbres du monde.

Outre le témoignage personnel des multitudes à travers le pays qui ont profité de notre expérience et de nos compétences et ont proposé de témoigner du bien que nous leur avons fait, nous nous référons, quant à notre situation financière et à notre fiabilité, aux agences commerciales Dun ou Bradstreet. , ou à toute banque ou homme public de notre ville ou de nos environs.

Les acheteurs potentiels sont invités à correspondre avec nous, afin qu'ils puissent recevoir, s'ils sont nécessaires ou souhaitables, des détails plus complets que ceux couverts dans cet ouvrage. Nous sommes toujours heureux de recevoir des demandes de renseignements et de proposer des suggestions pour le confort de nos clients.

Amputations

Il est probable qu'une telle publication ne sera lue que par ceux qui ont perdu un membre ou par leurs amis immédiats. Émettre ici une opinion sur la longueur du moignon ou sur le type d'opération le mieux adapté à l'application ultérieure d'un membre artificiel ne présenterait que peu d'avantages et pourrait même suggérer un mécontentement chez le patient et causer des blessures à l'opérateur. La préservation de la vie fait l'objet d'amputations. Les chirurgiens apprécient généralement l'importance de l'opération et leur propre responsabilité. Ils l'entreprennent avec réticence. Souvent, au cours d'une telle opération, des exigences surviennent ou des conditions imprévues se présentent de manière à empêcher le respect des suggestions relatives au choix d'un point d'amputation et à la préparation du moignon pour l'exercice de l'art restaurateur de la prothèse. Le chirurgien n'a alors pas le choix s'il veut sauver des vies. Il vaut mieux ne pas critiquer l'opération ni calomnier l'opérateur, mais croire que les meilleurs résultats possibles dans les circonstances ont été obtenus et être reconnaissant que le résultat ne soit pas pire.

Traitement du moignon

En préparation à l'application d'une jambe artificielle, et dès qu'il est suffisamment cicatrisé pour le permettre sans douleur ni irritation, le moignon doit être maintenu étroitement bandé depuis l'extrémité jusqu'au genou, si l'amputation est inférieure ou jusqu'à le corps si l'amputation est au-dessus du genou. Le bandage diminuera et solidifiera le moignon, le laissant dans un état beaucoup plus souhaitable pour l'ajustement et rendant l'utilisation réussie d'une jambe plus une question de certitude. S'il est négligé, il y a de fortes chances qu'il en résulte un moignon mou et flasque, qui diminuera rapidement après que le patient commence à utiliser une jambe, mais un réajustement ou un remplissage inconfortable dans l'emboîture pour compenser le rétrécissement de la jambe. le moignon sera nécessaire pour marcher avec le moins de facilité ou de satisfaction possible. Les autres articulations, en particulier l'articulation du genou, doivent rester en mouvement autant que possible, chaque jour ; cela évitera qu'ils ne deviennent anchylosés (raides et inflexibles). Si cet avertissement arrive trop tard et que l'articulation est déjà anchylosée, elle doit être exercée doucement et progressivement et des applications huileuses et relaxantes doivent être appliquées jusqu'à ce qu'elles soient redressées et flexibles. Une utilisation quotidienne gratuite du bain d'eau froide et un frottement vif s'avéreront bénéfiques. L'application d'une solution de tanin et d'alcool durcira la peau et, dans de nombreux cas , ce serait une excellente chose de continuer à utiliser cette solution après l'application d'une jambe artificielle.

Combien de temps après une amputation

Il existe une diversité d'opinions quant à la rapidité avec laquelle un substitut peut être appliqué. De nombreux chirurgiens insistent fortement sur le fait qu'une jambe artificielle ne peut être ajustée en toute sécurité pendant plusieurs mois après la cicatrisation , tandis que, d'un autre côté, certains fabricants de membres artificiels affirment qu'une jambe peut être ajustée de manière satisfaisante dès que le moignon est guéri, peu importe si ce n'est que cinq ou six semaines après l'amputation.

Bien entendu, beaucoup dépend de l'état du patient, de ses circonstances et de sa constitution. Il arrive souvent que, même si les bords des lambeaux se sont unis et qu'une cicatrisation apparaît, l'ossification à l'extrémité sciée des os n'a pas eu lieu, par conséquent la pression et la tension nécessaires sur les téguments environnants et autres parties adjacentes au port d'une jambe seront exercées. causent inévitablement des désagréments, des irritations et des douleurs. Nous estimons donc, basé sur l'expérience et l'observation, que dans la plupart des cas, une jambe artificielle ne devrait pas être posée dans les *trois mois* suivant l'amputation et que si les bords de la plaie se sont complètement réunis à la fin de cette période, il n'est *pas nécessaire de procéder à une pose de jambe artificielle. attendre plus longtemps* , sauf pour durcir et réduire le moignon par un bandage, si cela n'a pas été fait auparavant. Il existe de nombreuses bonnes raisons pour lesquelles une jambe doit être appliquée dès que possible après ce délai (à condition que le moignon soit guéri), la principale étant qu'il n'y a rien qui puisse discipliner et renforcer un moignon et les articulations restantes aussi rapidement et aussi efficacement. comme l'utilisation d'une jambe artificielle correctement ajustée.

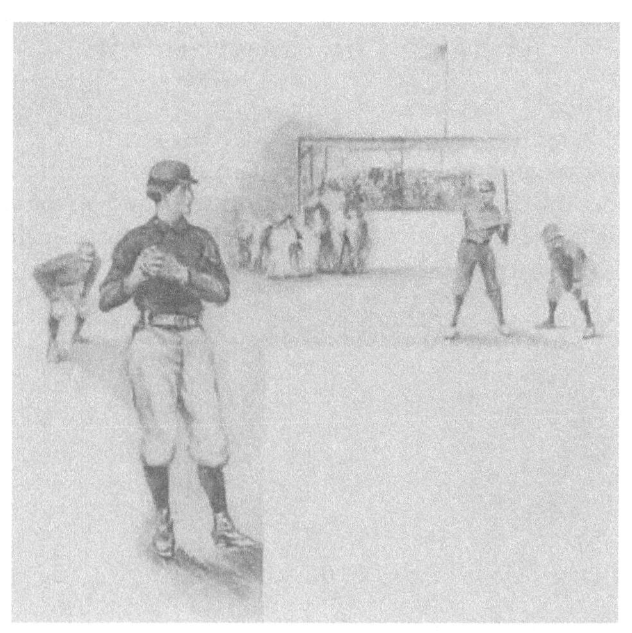

Matériau de construction

Les matériaux utilisés dans la construction des membres artificiels sont principalement le saule anglais résistant, le cuir, le métal et le caoutchouc. Les parties en bois, une fois travaillées selon la forme souhaitée, sont recouvertes de parchemin ou de cuir brut et finies avec un émail imperméable de couleur chair.

Jambes artificielles pour enfants

Lorsque les enfants ont été privés, par accident ou par maladie, d'un ou des deux membres inférieurs, des jambes artificielles doivent être appliquées dès que l'état du moignon le permet en toute sécurité. On présume trop généralement qu'un membre trop grand n'est plus d'aucune utilité et que l'achat d'une jambe artificielle avant que sa pleine croissance ne soit assurée représente une dépense insensée.

C'est faux, du moins en ce qui concerne notre travail ; il existe des jambes artificielles qu'il serait très coûteux d'allonger ou de changer, mais toute jambe fabriquée par nous, ou sous notre nom ou notre supervision, nous accepterons de l'allonger à tout moment futur, si la nécessité peut s'en faire sentir, à un coût ne doit pas dépasser cinq dollars et, dans de nombreux cas, ne doit pas dépasser trois ou quatre dollars. Lorsque l'amputation se situe au-dessus du genou, il est souvent nécessaire d'allonger la jambe au-dessus et au-dessous de l'articulation du genou. Cela implique plus de travail et par conséquent des dépenses plus importantes, mais en aucun cas les frais ne dépasseront cinq dollars.

Pour un très jeune enfant, nous ferions en sorte que le pied artificiel soit une ou deux tailles plus grand que le pied naturel ; dans un an environ, le pied naturel atteindra la taille du pied artificiel, et quelques mois, peut-être des années, s'écouleront avant que le pied naturel soit sensiblement plus grand que le pied artificiel. Cette méthode maintient les pieds plus proches de la même taille plus longtemps que ce ne serait le cas si le pied artificiel avait au départ la même taille que le pied naturel. Lorsqu'il est nécessaire d'augmenter la taille du pied, cela peut être réalisé facilement et à moindre coût.

Lorsque les enfants sont privés de ces appendices utiles, uniquement par crainte ou appréhension de devenir trop grands, une injustice durable leur est faite. L'utilisation prolongée de béquilles présente un grand danger de déformation et de maladie, en particulier à un âge tendre et sensible ; et les marcheurs les plus naturels, les plus faciles et les plus gracieux sur des jambes artificielles sont ceux qui commencent à les utiliser dans leur jeunesse ; l'habitude se forme complètement, et leur utilisation continue dès l'enfance développe et renforce les muscles et les articulations d'une manière plus efficace que ne peut l'être tout autre procédé ou traitement.

Poids des membres artificiels

Il n'est pas possible de réduire le poids des jambes artificielles en dessous d'un certain point sans sacrifier la résistance et les bonnes qualités de port. La jambe que nous construisons pèse de deux à cinq livres et demi, mais dans certains cas particuliers où une force extrême est requise, ce poids peut être dépassé. Beaucoup dépend cependant du poids et de la profession de celui qui le porte. De nombreuses jambes d'autres marques qui ne pèsent pas plus que la nôtre nécessitent plus d'efforts pour les porter et les balancer, car l'action du ressort en caoutchouc situé à l'arrière de notre jambe aide matériellement à faire avancer la jambe pendant la marche. soulageant ainsi le moignon de l'effort qui serait autrement nécessaire pour le balancer. Nous visons à avoir suffisamment de poids autour des articulations pour les soutenir en toute sécurité ; dans d'autres endroits, où la force n'est pas requise, ils ne sont plus qu'une simple coquille. Le poids d'un bras artificiel est bien moindre, variant d'une demi-livre à une livre et demie.

Durabilité des membres artificiels

La profession de celui qui la porte a beaucoup à voir avec la durabilité d'une jambe artificielle, mais dépend également davantage du soin et de l'attention qu'elle reçoit. Nous connaissons des membres qui ont été constamment utilisés pendant dix-huit ou vingt ans et qui sont sans aucun doute bons pour encore plusieurs années de bon service, et d'autres, également bien fabriqués à tous égards, qui, à cause de la négligence et des abus, n'ont duré que trois ou quatre ans. . Mais ce sont là des extrêmes. Nous estimons la durée de vie moyenne d'une jambe artificielle entre sept et huit ans. Les bras artificiels n'étant pas soumis à la tension et à l'usure d'une jambe dureront beaucoup plus longtemps, la durée moyenne, devrions-nous dire, étant le double de celle d'une jambe. Il convient toutefois de garder à l'esprit qu'ils ne sont qu'une imitation mécanique de la nature et nécessitent la même attention que n'importe quelle autre pièce de mécanisme, et qu'il est avantageux de les maintenir à tout moment propres et en bon état de fonctionnement, et que les meilleurs seront les soins, plus le service sera meilleur et plus durable.

NOTE. — En préparant cet article, M. John S. Havens, de Plainwell, Michigan, nous a fait appel en portant une jambe artificielle fabriquée dans cette usine au printemps 1864, et la jambe est encore en excellent état.

Comment procéder pour commander une jambe

Une erreur très répandue dans l'esprit de beaucoup est que les membres artificiels sont conservés sous la main dans des assortiments et des variétés complets, et qu'il suffit à une personne d'appeler, d'en acheter un et de l'user, comme vous le feriez pour une paire. de bottes ou de chaussures. Les jambes artificielles sont fabriquées uniquement sur commande et il est préférable que le patient soit présent à l'usine pendant un jour ou deux pour faire ajuster la jambe et lui faire un essai approfondi et satisfaisant. Écrivez-nous en nous indiquant tous les détails du cas : lors de l'amputation, si au-dessous ou au-dessus du genou, la longueur et l'état du moignon, etc. Indiquez également le prix que vous souhaitez payer pour une jambe, et si cela sera réalisable ou non. pour que vous veniez ici et que vous le fassiez installer. Si vous pouvez venir ici, nommez un jour qui vous conviendra le mieux et nous serons prêts pour vous. Si possible, précisez également l'heure de la journée et par quel itinéraire vous arriverez à Rochester ; si vous ne parvenez pas à déterminer la saison pour nous aviser par courrier, veuillez le faire par télégraphe et nous demanderons à quelqu'un de vous rencontrer à la gare. Il faudra ici une chaussure pour le pied artificiel. Votre présence sera requise d'un à deux jours, selon la difficulté de montage et le nombre de commandes en cours ; pendant ce temps , vous aurez l'occasion de mettre la jambe en place et de la tester minutieusement à l'état brut. Une fois que vous êtes satisfait du test, vous pouvez rentrer chez vous et la jambe sera terminée et vous sera envoyée dans une dizaine de jours, ou, si vous préférez rester et la porter chez vous, elle sera terminée dans environ une semaine. D'excellentes chambres d'hôtel peuvent être obtenues pour un dollar par jour ou cinq dollars par semaine.

Fabriquer des jambes artificielles à partir de mesures

Pour le bénéfice des personnes qui ne se soucient pas d'engager les dépenses et les inconvénients d'un déplacement jusqu'à l'usine, nous avons mis au point un tableau de mesures et des instructions pour prendre des profils, plâtre de Paris . des moules , etc., qui surmontent toutes les difficultés et les dépenses d'une visite personnelle. Pour que le succès soit doublement sûr, lorsque nous le désirons, nous mettons le pied à l'eau et le soumettons à l'essai ; cela donne la même opportunité de l'essayer qu'on aurait ici. La jambe peut ensuite nous être retournée avec des instructions quant aux modifications qui pourraient être nécessaires. Certes, le transport du trajet entraîne des frais, mais ils sont minimes comparés au coût d'un voyage ici. Une bonne partie de nos commandes sont exécutées de cette manière, et avec un succès constant. En effet, il n'y a aucune crainte ni hésitation à nous envoyer des commandes de jambes artificielles à réaliser à partir de mesures, car nous *garantissons un ajustement* . S'il s'avère contraire, nous effectuerons gratuitement les modifications nécessaires.

garantie

Ce qui suit est une copie de la garantie donnée avec chaque jambe. La durée de la garantie dépendra entièrement du prix payé. Voir les prix des différents styles.

ROCHESTER, NEW YORK , _______ 19__.

En contrepartie de la somme de __ dollars, reçue de _______ de _______ pour une jambe artificielle, nous garantissons par la présente la même chose, comme suit : Dans le cas où une partie de ladite jambe devrait, en raison d'un mauvais matériau ou d'une mauvaise fabrication, se briser ou céder. dans un délai de __ ans à compter de la date des présentes, nous nous engageons à le réparer sans frais, à condition que, dès qu'un défaut soit découvert, le pied, ou toute partie de celui-ci qui doit être réparé ou remplacé, nous soit expédié sans délai, et aux frais du propriétaire. L'intention de cette garantie n'est pas de réparer gratuitement l'usure inévitable de la jambe ou la casse causée par un accident, une négligence ou une mauvaise utilisation.

Des prix

Nos prix sont classés de manière à permettre à chacun d'obtenir l'un de ces membres fiables, et sont entièrement régis par la qualité du travail et la durée pour laquelle le membre est garanti, et sont en proportion exacte avec le coût de production et le coût probable des réparations pendant la durée de la garantie. Nous avons des plans, que nous serons très heureux d'expliquer à tous ceux qui désirent les connaître, grâce auxquels ces membres peuvent être obtenus sans aucune dépense d'argent. Simplement le fait de donner un peu de temps et un travail persistant. Des dizaines de personnes ont ainsi gagné des membres.

Remises de fonds

Doit être effectué par courrier express, postal ou mandat express, lettre recommandée ou traite de New York, selon ce qui convient le mieux à l'expéditeur.

Termes

Il est de notre habitude, comme de tous les fabricants d'appareils spéciaux de ce genre, d'exiger dans chaque cas une caution en espèces comme garantie de bonne foi. Lorsque l'acheteur est présent à l'usine pour faire poser un membre, le membre peut être essayé brut avant d'effectuer tout paiement ; si l'ajustement et l'essai sont satisfaisants, la moitié du prix sera exigée. Lorsque les membres sont fabriqués à partir de mesures, sans la présence du patient à l'usine, la moitié du prix du membre commandé doit accompagner la commande. Dans les deux cas, lorsque le membre sera terminé, il sera livré par COD express avec le privilège d'examen et d'essai avant d'effectuer le paiement final.

Un examen attentif des faits suivants devrait convaincre toute personne impartiale que ce plan est non seulement raisonnable et juste, mais aussi très nécessaire.

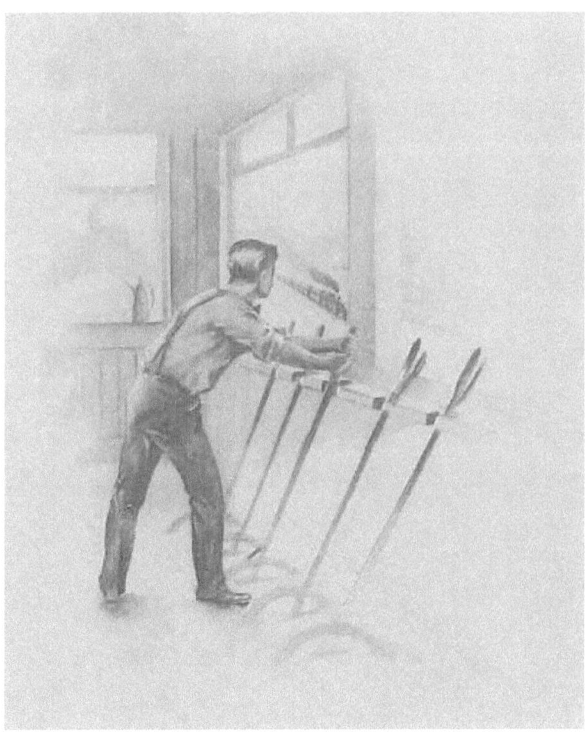

Chaque membre est fabriqué expressément sur commande pour un individu et, une fois terminé, le membre n'a que peu ou pas de valeur pour quiconque

, sauf pour la personne pour laquelle il est fabriqué. Il faut un certain degré de patience et de persévérance pour surmonter la gêne et la déception éventuelle associées au premier essai d'un membre artificiel, et s'il n'y a aucune obligation ni aucun sacrifice de la part de l'acheteur potentiel si le membre n'est pas accepté, il existe une possibilité qu'elle soit refusée, et le créateur, sans que ce soit la faute de son œuvre, devient le perdant. En revanche, le paiement anticipé du membre assure un effort très persistant de la part de l'acheteur pour le porter, aboutissant au succès et à la satisfaction.

L'acheteur peut être assuré que le travail ne sera en aucun cas compromis et qu'il sera de notre devoir et de notre plaisir d'apporter les modifications nécessaires pour assurer une utilisation confortable du membre à tout moment dans un délai raisonnable après son achèvement.

Paiements échelonnés

Nous pouvons systématiquement effectuer une branche et accepter des paiements échelonnés à cet effet uniquement aux conditions suivantes : Sur paiement de la moitié du prix de la branche lors de la commande, le solde peut être payé selon les montants et les périodes, si cela est raisonnable, en fonction du acheteur; disons cinq dollars chaque mois jusqu'à ce qu'ils soient payés, à condition que ces paiements soient garantis par des billets émis ou endossés par un homme d'affaires fiable, ou par une autre garantie tout aussi bonne. Nous sommes tout à fait disposés à accorder du temps pour un paiement partiel comme indiqué, mais nous devons insister pour que nous soyons pleinement assurés contre toute perte, quelle qu'en soit la cause, et nous ne pouvons accepter aucune proposition dans laquelle cela n'est pas prévu.

En cours d'écriture

Décrivez votre cas aussi clairement et brièvement que possible, en indiquant si l'amputation se situe au-dessus ou en dessous du genou ou du coude, en cas d'amputation, la longueur et l'état du moignon, votre âge, votre poids et votre profession, si vous avez déjà porté un membre artificiel, le cas échéant. , combien de temps et quelle est la ou les marques, et veillez à écrire clairement votre nom et votre adresse, en indiquant le bureau de poste, le comté et l'état. Toutes les demandes de renseignements concernant les membres artificiels recevront une réponse rapide, au meilleur de nos connaissances, et toutes les informations que nous pouvons fournir seront communiquées avec plaisir.

Membres artificiels pour les retraités américains

Tout officier ou homme enrôlé ou engagé qui a perdu un membre, ou l'usage d'un membre, dans le service militaire ou naval des États-Unis, a le droit de recevoir une fois tous les trois ans un membre ou un appareil artificiel. Le transport nécessaire jusqu'à la manufacture et le retour, par la voie la plus habituelle et la plus directe, seront fournis à ceux qui le désirent en vue de se faire poser des membres artificiels, mais ne seront fournis qu'à cette fin. Un hébergement en voiture-lits sera fourni sur demande.

En mars 1891, la loi fut modifiée de manière à autoriser la pose d'un membre artificiel tous les trois ans au lieu de tous les cinq ans. La réduction des délais prit effet de diverses manières mais devait être décomptée à partir du 1er mars 1891. La loi fonctionne de trois manières :

D'abord. Ceux qui y avaient droit à compter du 3 mars 1888 y ont droit tous les trois ans à compter de cette dernière date.

Deuxième. Ceux qui y avaient droit entre le 3 mars 1886 et le 3 mars 1888 eurent à nouveau droit le 3 mars 1891 et tous les trois ans à compter de cette date.

Troisième. Ceux qui y avaient droit avant le 3 mars 1886 y eurent à nouveau droit cinq ans à compter de cette date, et de nouveau tous les trois ans.

A la demande de tout militaire nous lui communiquerons la date exacte à laquelle il a droit à une ordonnance de jambe ou de commutation.

Chaque officier et soldat a le choix de recevoir un membre ou son équivalent en argent. Tous ceux qui veulent des membres gagneront à en prendre un au gouvernement, car le gouvernement assurera le transport vers et depuis la manufacture, dont le coût est dans de nombreux cas égal à la valeur du membre. Par ailleurs, le Gouvernement exige de chaque fabricant qu'il garantisse son travail et le matériel utilisé. Le soldat qui retire son argent et s'achète un membre perd tous ces avantages. De nombreux fabricants de membres conseilleront aux soldats de retirer de l'argent et de les acheter ensuite, de sorte qu'ils ne seront pas obligés de garantir leurs membres au gouvernement, ni de donner une caution pour ceux-ci.

Nous fournissons des jambes et des bras pour toutes sortes d'amputations, sur ordre du gouvernement. Les formulaires nécessaires sur lesquels doivent être faites les demandes de membres et de transport seront fournis à tout soldat sur demande.

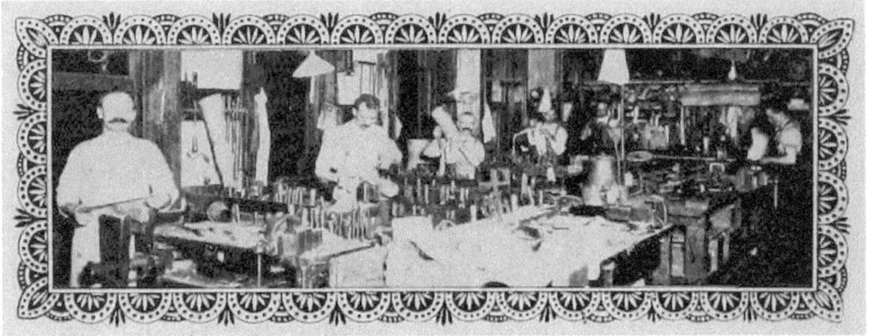

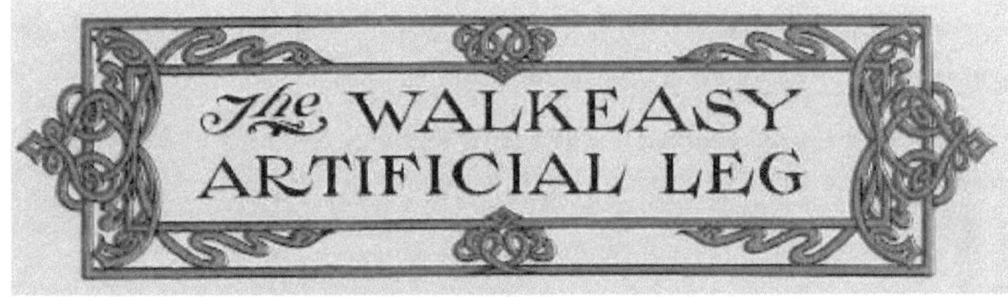

Les derniers progrès dans la construction de membres artificiels

La jambe WALKEASY est l'une des plus récentes parmi la longue liste de nos produits pour membres artificiels. Le nom signifie plus que ce que le grand public suppose habituellement, et n'est compris comme il se doit que par ceux qui ont le malheur d'avoir besoin d'une jambe artificielle possédant les conditions indiquées par le nom WALKEASY . Faire en sorte que la nouvelle étape puisse véritablement conserver ce nom sera notre objectif et nos efforts dans tous les cas.

Comme le poids du corps est imposé sur la jambe artificielle, sous une pression élevée, passant de zéro au poids total du corps, et parfois jusqu'à doubler ce poids ou plus, la moindre particule de frottement ou de friction provoquerait bientôt une douleur. et cela pourrait continuer à tel point que le membre serait impossible à utiliser et, de plus, une source de beaucoup de blessures pour celui qui le porterait. L'amputation d'une jambe exige donc de la part de la jambe artificielle un double degré de responsabilité ; le membre doit non seulement s'adapter confortablement à la partie mutilée restante de la jambe, mais doit reproduire le mouvement général avec plus ou moins de perfection. Ce sont des caractéristiques délicates de la production de membres artificiels, et elles ne sont en aucun cas mieux reproduites que dans la jambe WALKEASY .

Les améliorations représentées par l' étape WALKEASY ne sont pas simplement théoriques. Nous les expérimentons tranquillement depuis des années, non seulement dans le magasin, mais ils ont été mis en pratique par des utilisateurs, de diverses professions et occupations — la manière correcte de tester un appareil de ce genre ; sinon nous n'oserions pas risquer notre réputation sur leur succès.

Les points d'excellence les plus approuvés des pieds ordinaires en caoutchouc et en bois sont combinés dans le pied WALKEASY . Les pieds en caoutchouc et en bois, tels qu'ils sont généralement construits, bien que possédant des caractéristiques souhaitables, sont répréhensibles et inadaptés dans de nombreux cas : le pied en caoutchouc en raison de sa cheville rigide et immobile, et le pied en bois en raison du matériau dur, inflexible et sans ressort du matériau. lequel il est construit. Dans le pied WALKEASY , ces deux caractéristiques sont entièrement supprimées et les plus souhaitables sont préservées.

Voici les caractéristiques éminemment souhaitables de la jambe WALKEASY , dont une combinaison ne se retrouve dans aucune autre jambe artificielle fabriquée :

D'abord. La semelle amovible en caoutchouc éponge du pied confère une marche douce et silencieuse, ne coupe pas les bas, donne un aspect naturel à la chaussure, soulage le porteur de beaucoup de tension et de secousses lors de la marche, assiste grandement les ressorts de la cheville dans leur action, produisant un mouvement réaliste accru et réduisant considérablement les risques de casse de n'importe quelle partie de la jambe.

Deuxième. Le caoutchouc souple au bas du pied permet un petit mouvement latéral ou latéral, suffisant pour toutes les utilisations pratiques.

Troisième. L'articulation de la cheville est solidement construite. Une substance composée de fibres , dans laquelle du plumbago (plomb noir) est incorporé, est utilisée comme support sur le boulon ou le cylindre de cheville, créant ainsi un joint lubrifiant et des plus satisfaisants.

Quatrième. La semelle en caoutchouc éponge ou en feutre, qui peut être facilement et rapidement retirée et renouvelée ou réparée à moindre coût, sans qu'il soit nécessaire de se procurer un nouveau pied en cas d'usure ou de casse.

Cinquième. Pas d'articulation mécanique des orteils, la flexibilité du caoutchouc ou du feutre donne le mouvement souhaité.

Sixième. Les cordons ou tendons n'entrent en contact avec aucune surface susceptible de provoquer un frottement ou une usure et sont réglables de manière à donner toute mobilité souhaitée à l'articulation de la cheville.

Septième. Articulations du genou, pour amputation sous le genou, avec quatre roulements, des bagues coniques en bronze phosphoreux et des boulons coniques, offrant le plus grand degré de surface d'usure et nécessitant le moins de lubrification possible.

Huitième. L'acheteur a le choix entre une douille en bois, une douille à laçage en cuir ou une douille à ressort NEVERCHAFE , celle qui est la mieux adaptée et la plus adaptée aux particularités de son cas, et pour l'amputation sous le genou, un accessoire supplémentaire est inclus pour une utilisation sur place. de l'articulation du genou et de la cuisse, aux moments où il convient à l'utilisateur de l'essayer.

Le meilleur produit dans cette gamme, s'il est à la portée de l'acheteur, doit être celui choisi ; mais bien que le pied WALKEASY possède de nombreuses caractéristiques éminentes, il n'est pas plus coûteux que le produit moyen des autres fabricants. De plus, notre garantie est que s'il ne parvient pas à réaliser au porteur ce qui lui est promis, nous sommes plus que disposés à garantir le

point de perfection sans frais supplémentaires, et à en faire pour le porteur
son idéal et non le nôtre.

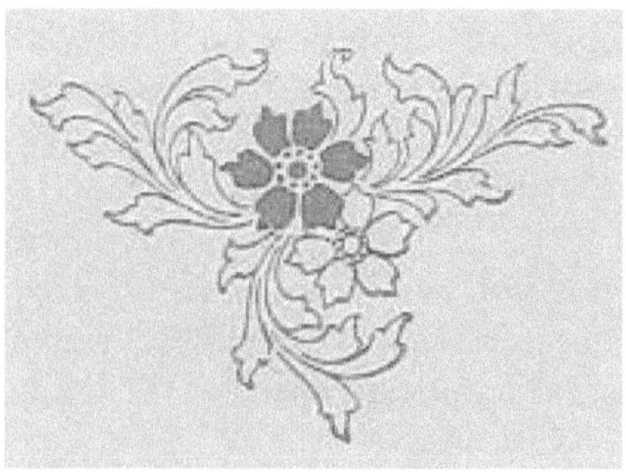

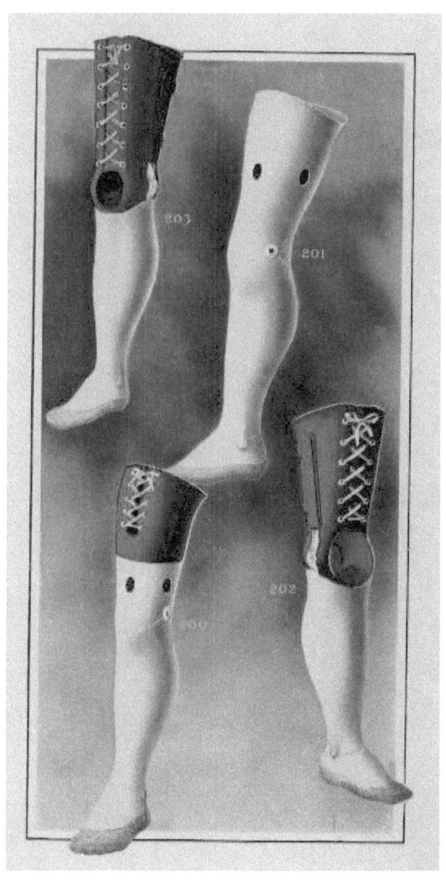

Numéro 200

Walkeasy pour amputation au-dessus du genou, avec douille de laçage réglable en cuir ; n'importe quel style de bretelles souhaité. Prix 100$. Garanti cinq ans.

Numéro 201

Walkeasy pour amputation au-dessus du genou, avec douille en bois ; tout style de bretelles ; aussi Prise Neverchafe , si vous le souhaitez, sans supplément. Prix 100$. Garanti cinq ans.

Numéro 202

Jambe à genou Walkeasy , Douille en cuir ; utilisé pour un moignon très court sous le genou ou pour une articulation du genou inflexible ; douille en bois faite si vous préférez. Prix 100$. Garanti cinq ans.

Numéro 203

Jambe d'extrémité Walkeasy pour amputation de l'articulation du genou, douille en cuir ; la douille sera en bois si vous préférez. Prix 100$. Garanti cinq ans.

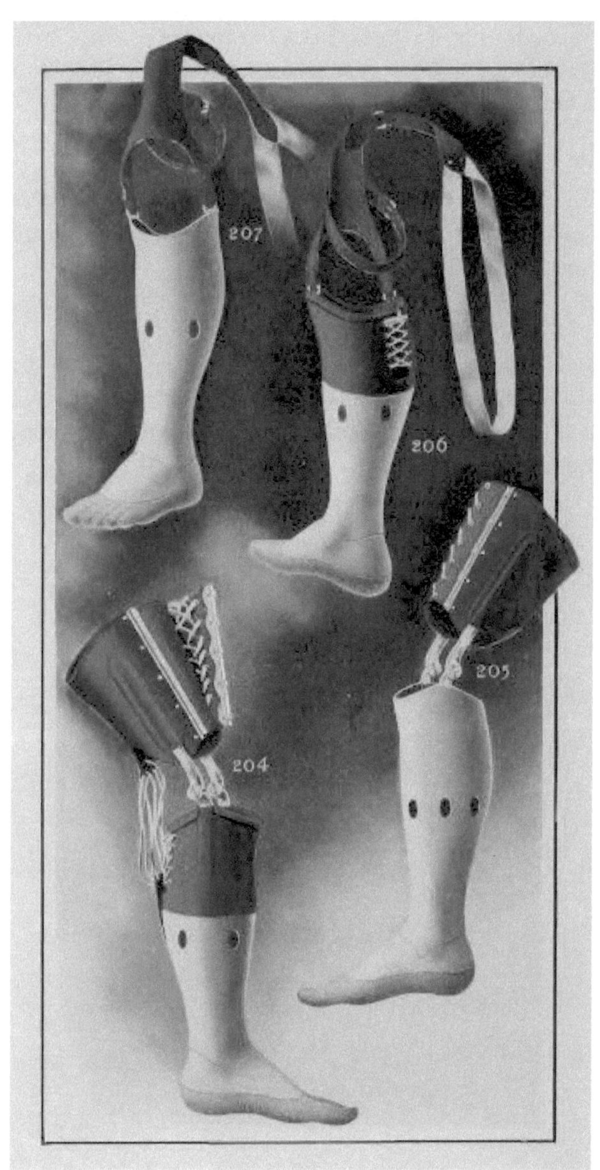

NUMÉRO 204

WALKEASY avec douille de laçage réglable en cuir, pour amputation sous le genou ; fermoir cuisse lacer; tout autre style utilisé. Prix 100$. Garanti cinq ans.

NUMÉRO 205

WALKEASY avec douille en bois, pour amputation sous le genou ; Prise NEVERCHAFE utilisée, si vous le souhaitez, sans frais supplémentaires. Prix 100$. Garanti cinq ans.

NUMÉRO 206

WALKEASY avec emboîture de laçage en cuir, sans support d'articulation du genou ni de cuisse, pour amputation sous le genou ; ne convient pas aux souches courtes. Prix 75$. Garanti cinq ans.

NUMÉRO 207

WALKEASY avec douille en bois, sans support d'articulation du genou ni de cuisse, pour amputation sous le genou ; ne convient pas aux souches courtes ; Prise NEVERCHAFE utilisée, si vous le souhaitez, sans frais supplémentaires. Prix 75$. Garanti cinq ans.

jambe Walkeasy améliorée

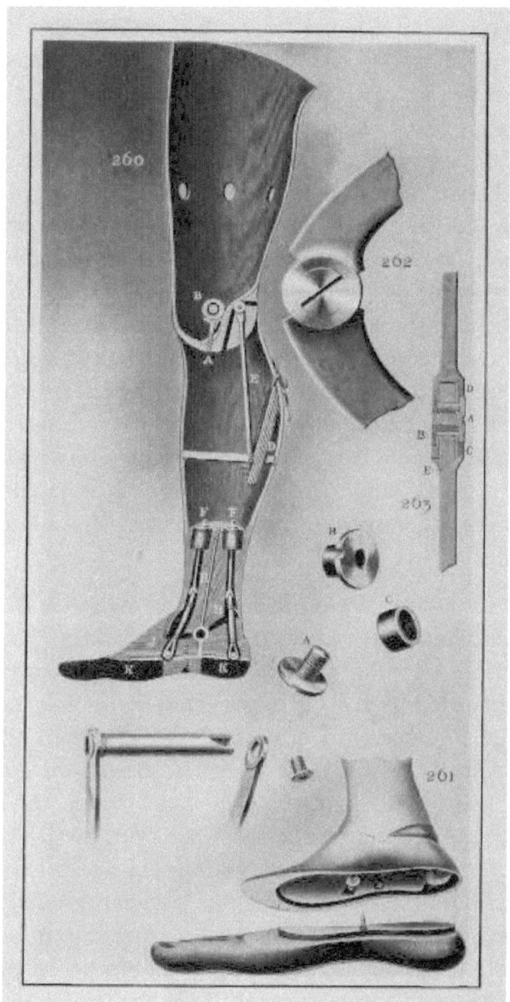

N° 260. Quelques changements ont été apportés à l'articulation de la cheville, mais les modifications notables sont un pied avec une épaisse semelle amovible en caoutchouc spongieux, KK, à la place du noyau recouvert de caoutchouc ; pour les amputations de la cuisse, une genouillère en acier réglable et un piston à ressort, combinés en une seule pièce, E, et un tendeur d'articulation du genou, A.

La semelle amovible nous offre la possibilité de renforcer la partie supérieure du pied avec un revêtement en cuir brut. Entre la partie en bois J et le caoutchouc K au niveau de la pointe, des couches de toile et de semelle en cuir sont placées pour éviter la cassure ou le retournement de la pointe. Ceci n'est toutefois guère nécessaire dans la plupart des cas, mais nous le considérons comme une protection supplémentaire. Avec les noyaux recouverts de caoutchouc, le caoutchouc se détache d'abord du haut du noyau au niveau de la pointe, ce qui entraîne un retournement de la pointe, laissant peu de chance de le réparer de manière satisfaisante sans fabriquer un nouveau pied. Ceci ne peut pas très bien se produire avec la semelle en caoutchouc, car il n'y a pas de caoutchouc susceptible de se détacher au-dessus du bois. Si toutefois, pour une raison quelconque, il s'avère nécessaire de renouveler le caoutchouc, la semelle peut être retirée en retirant simplement une vis au bas du pied, et une nouvelle semelle ou une partie de semelle mise en place à un coût minime sans envoyer le jambe, car nous gardons dans nos dossiers un modèle de chaque pied individuel réalisé. La plus grande sécurité grâce à laquelle les extrémités du cordon et les tiges des articulations de la cheville sont maintenues en place, ainsi que la méthode pratique pour y accéder, sont des points forts supplémentaires qui saluent le changement. Voir n° 261.

La combinaison de genouillère et de ressort se compose d'une tige en acier soigneusement douilletée au niveau de l'articulation et s'étendant à travers une barre en hickory dans le mollet de la jambe, avec une rondelle en cuir épaisse et souple sur la tige sous la barre et un écrou à l'extrémité de la tige. qui est atteint avec le pouce et l'index à travers les trous à l'arrière de la jambe pour ajuster facilement la longueur. Pour le ressort du genou, une bande élastique lourde, convenablement protégée, est glissée sur l'extrémité de la tige et ajustée depuis l'extérieur de la jambe avec des cordes en peau de daim ; lorsque la jambe est fléchie lors de la marche, la tige est forcée à travers la barre en hickory, étirant la toile et forçant la partie inférieure de la jambe vers l'avant en position pour le pas suivant ; Lorsque la partie inférieure de la jambe est fléchie à angle droit avec la cuisse, comme en position assise, la pression du ressort est automatiquement relâchée. Ce changement simplifie la construction de l'articulation du genou, est plus léger et plus pratique à régler.

Figues. 262 et 263 illustrent une nouvelle articulation du genou pour amputation sous le genou. C'est le joint le plus récent et sans aucun doute le plus compact, le plus léger et en même temps le plus résistant que nous ayons jamais adopté, sans oublier le joint à roulement à billes, et il est recommandé dans tous les cas.

Des joints de poids moyen sont généralement appliqués. Cependant, une articulation plus lourde du même modèle est utilisée lorsque le porteur est inhabituellement lourd ou souhaite une articulation très solide et ne se soucie pas du poids supplémentaire. Voyons si nous pouvons en décrire le caractère unique, afin qu'il soit compris.

La tête de l'articulation est très fine (trois huitièmes de pouce), permettant au pantalon de se fixer facilement ; en même temps, il y a autant de surface d'usure que dans un joint ordinaire de deux fois l'épaisseur. C est une bague conique en bronze phosphoreux (le métal le plus résistant) installée dans un trou conique. B est un boulon conique s'ajustant à un trou conique dans la bague ; lorsqu'elle est mise en place avec la vis A, la douille est coincée fermement dans la tête de joint mâle E, de sorte qu'elle fait pratiquement partie de cette tête mâle. En balançant la jambe, le mouvement ou l'usure se produit sur le boulon B à l'intérieur de la douille conique, donnant autant de surface d'usure qu'un joint à tête mâle aussi épais que cette douille est longue. Peut-être cela sera-t-il mieux compris en faisant référence à des coupes séparées du boulon B et de la douille C, et en précisant que le boulon tourne ou se déplace uniquement à l'intérieur de la douille, et qu'il n'y a de surface d'usure qu'entre ces deux parties.

Les pièces A, B et C sont toutes fabriquées sur mesure et interchangeables. N'importe lequel d'entre eux pris en stock s'adaptera à n'importe quelle tête de joint de ce modèle sans raccord spécial, de sorte qu'il puisse être facilement remplacé en cas d'usure.

Le pied breveté Haberl avec articulation tarsienne

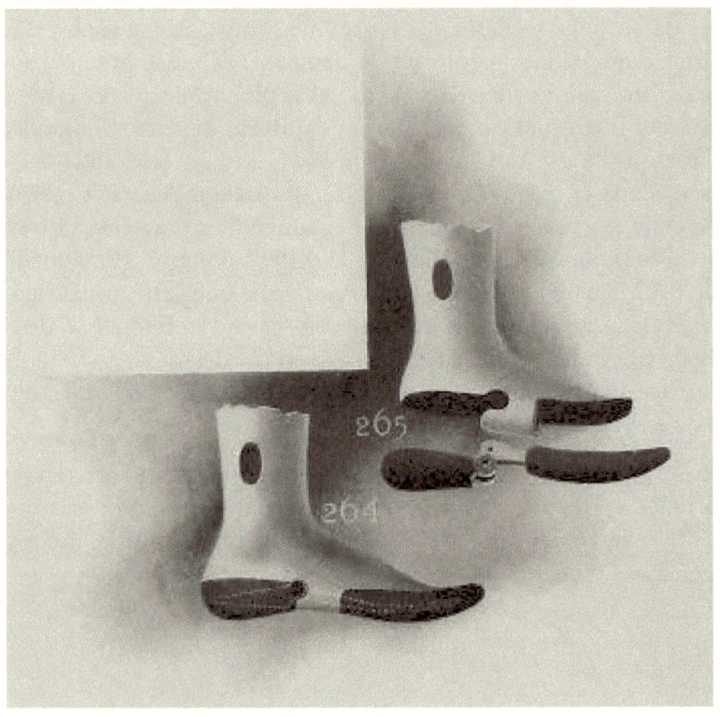

La nouveauté de cette invention réside dans le fait que le point d'articulation se trouve près de la plante du pied plutôt qu'au niveau de la cheville. Il ne donne pas autant de mouvement que le pied articulé à la cheville, mais est bien supérieur à la cheville rigide sans articulation. La construction est si simple que peu d'explications sont nécessaires. Les lignes pointillées du numéro 264 représentent des plaques de caryer recouvertes de caoutchouc spongieux, et le numéro 265 montre la manière dont les pièces sont assemblées. La partie talon est glissée dans le trou rond dans le creux du pied, et la pièce remplaçant la pointe et la pointe du pied est passée à travers la partie talon, comme indiqué par les lignes pointillées au numéro 264, et verrouillée ensemble avec une goupille en acier, formant une charnière complète. En finition, les parties en caoutchouc spongieux sont recouvertes de peau de daim ou de chevreau. L'ensemble de l'arrangement est si simple qu'il y a une très faible probabilité que des réparations soient nécessaires que l'utilisateur ne peut pas effectuer lui-même, et la facilité et le peu de frais avec lesquels les pièces peuvent être renouvelées le recommandent à tous ceux qui ont besoin d'une jambe solide et utilisable. Il semble être l'un des favoris des mineurs et des autres personnes qui effectuent des travaux difficiles et pénibles et qui l'ont essayé.

Sous contrat avec le breveté , nous avons le droit exclusif de fabriquer ce pied aux États-Unis et au Canada. Nous en avons fabriqué un grand nombre et nous n'avons pas encore entendu la première plainte de l'un des porteurs. Des douilles de laçage en bois ou en cuir peuvent être utilisées avec ce pied. Prix de la jambe avec pied Haberl, pour toute amputation au-dessus de la cheville, 75 $, avec garantie de cinq ans.

NOTE. — Ce pied est breveté aux États-Unis, en Grande-Bretagne, au Canada, en Allemagne, en France et en Espagne.

Attache à utiliser à la place du Lacer de cuisse et de l'articulation du genou

Dans la plupart des cas d'amputation sous le genou, si le moignon est sain et de bonne longueur, il est possible d'utiliser confortablement une jambe sans le support en acier de l'articulation du genou et de la cuisse. Beaucoup expriment le désir d'essayer une jambe de cette description, mais hésitent à avoir une jambe ainsi construite, craignant le résultat de supporter continuellement tout le poids ou de s'appuyer sur le moignon, sans aucune disposition pour le soulager. Pour ceux qui voudraient essayer, à leur convenance et plaisir, une jambe sans support de cuisse, nous fabriquons l'attache n° 211. Le laçage de la cuisse et les articulations supérieures peuvent être retirés en retirant les boulons de l'articulation du genou et en remplaçant cette attache. Dans de tels moments et lors de tels travaux, où le support de cuisse serait plus souhaitable, il peut être facilement remplacé. Cet accessoire est inclus avec le pied WALKEASY à 100 $ sans frais supplémentaires ; avec tout autre style de jambe, prix 5$.

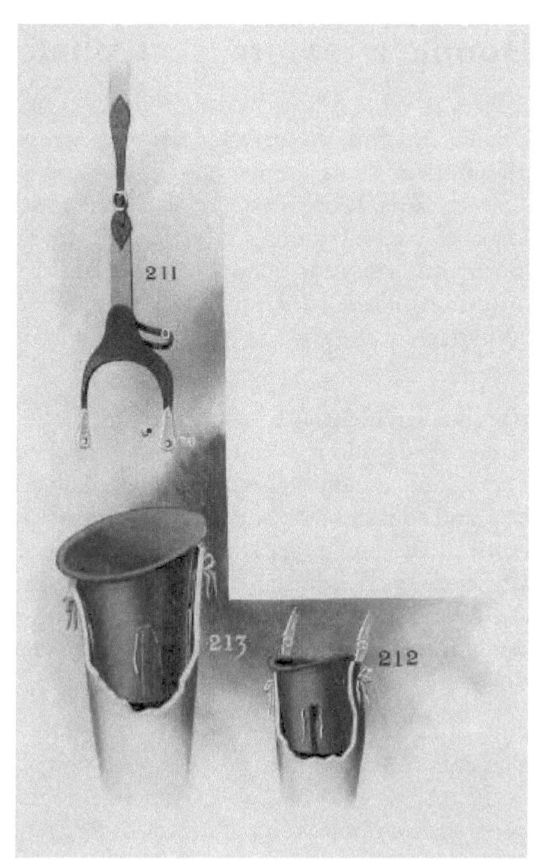
211
213
212

Douille à ressort Neverchafe

Il s'agit d'une douille en cuir moulée sur un moulage du moignon et suspendue au côté intérieur d'une douille ou d'une coque en bois avec une sangle en caoutchouc réglable de manière à éviter tout frottement ou frottement du moignon et à donner une sensation confortable et utile. ressort à chaque pas du porteur, la sensation étant à peu près la même que si le poids était sur un coussin d'air, sans aucune pression sur l'extrémité du moignon. n° 212 pour l'amputation sous le genou ; N° 213 pour amputation au-dessus du genou.

Cette douille est particulièrement adaptée aux moignons courts. La douille intérieure, faite de cuir rigide, allonge pratiquement le moignon, ce qui donne un effet de levier accru, une condition grandement souhaitée dans de tels cas. C'est aussi un très grand soulagement pour les moignons tendres et sensibles ; les glissements et les frottements occasionnés plus ou moins en marchant sur une jambe artificielle, se produisent avec cette fixation entre la douille intérieure à ressort et la douille extérieure en bois ; la pression des ressorts maintenant la douille intérieure bien ajustée contre le moignon dans toutes les positions exclut toute possibilité de frottement sur le moignon.

Pour les moignons qui enflent par temps chaud, ou qui nécessitent une couverture supplémentaire par temps frais, ou pour ceux qui n'ont jamais utilisé de jambe artificielle, avec la probabilité qui en résulte que le moignon diminue rapidement, cette emboîture intérieure peut être rendue réglable par laçage.

Bien qu'il s'agisse sans aucun doute de la douille la plus adaptée et la plus confortable pour les moignons très courts et sensibles, certains préfèrent la douille en bois très poli, et d'autres la douille à laçage réglable en cuir. Tous les acheteurs du pied WALKEASY ont le choix de la prise ; le choix doit être influencé par la longueur et l'état du moignon, le poids et la profession du porteur, ainsi que d'autres considérations. Dans tous les cas nous garantissons une prise confortable et sans frottement.

Nouvelle douille de laçage en cuir réglable

Cette nouvelle douille est destinée à l'amputation sous le genou. Le réglage s'effectue à l'arrière de la douille plutôt qu'à l'avant, comme dans les douilles de laçage réalisées jusqu'à présent. L'amélioration est si marquée qu'il est étonnant que nous n'ayons pas procédé au changement plus tôt. Une grande partie du poids sur le moignon est prélevée là où l'emboîture devait auparavant s'ouvrir, et il a fallu renforcer le laçage avec une sangle. Lorsqu'il est lacé à l'arrière de la douille, le devant est plus solide, plus confortable et s'habille plus facilement ; de plus, il y a plus de rétrécissement d'un moignon au niveau du mollet qu'à l'avant ; et en pouvant effectuer le réglage dans la partie arrière de la douille, elle est maintenue plus près de la forme qui épousera la forme du moignon que lorsqu'elle est lacée à l'avant. Cette emboîture est illustrée dans les différentes gravures représentant des jambes pour une amputation sous le genou. Voir frontispice, n° 204, n° 227 et n° 228.

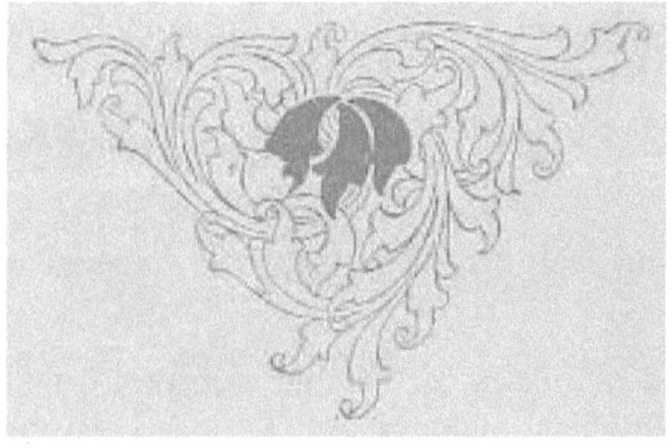

PARTIE II

Dans cette partie, nous donnons des descriptions et des illustrations de styles ordinaires de jambes, tels que nous les avons réalisés ici, avec diverses modifications et améliorations, suggérées par le temps, l'usure et l'expérience, pendant quarante-cinq ans. À l'exception de la jambe WALKEASY , décrite dans la première partie, il n'existe pas de membres artificiels meilleurs ni plus fiables fabriqués nulle part, *et les prix sont bien inférieurs à* ceux pratiqués par d'autres fabricants.

Les différents styles sont :

Pied en bois avec articulation à rotule et douille en bois.

Pied en bois avec rotule à la cheville et douille de laçage en cuir.

Pied en bois avec articulation cheville charnière (armée et marine ou bi-balle) et douille en bois.

Pied en bois avec articulation de cheville à charnière (armée et marine ou bi-balle) et douille de laçage en cuir réglable.

Pied avec semelle amovible en caoutchouc éponge ou feutre et cheville rigide et douille en bois.

Pied avec cheville rigide et douille de laçage en cuir réglable.

Les cordes et ressorts utilisés dans les jambes avec articulations de cheville articulées sont les mêmes que ceux utilisés dans la jambe WALKEASY . Les ressorts sont en caoutchouc utilisé par compression, conférant un mouvement facile et uniforme, leur puissance et leur action étant réglées en tournant simplement un écrou, de sorte que l'utilisateur puisse les ajuster en fonction de sa démarche particulière.

Lors de la marche, lorsque le poids du corps repose sur la pointe du pied, le ressort situé à l'arrière de la jambe (ressort du talon) est fortement comprimé, et lorsque le poids du corps est projeté en avant sur l'autre pied, le le ressort se lève et transporte le pied vers sa place avec très peu d'effort de la part du porteur, aidant ainsi grandement à supporter le poids de la jambe.

Les prix des jambes décrites dans cette partie, pour amputation en tout point au-dessus de la cheville, sont, y compris les bretelles, les chaussettes moignons, etc., complets :

50 $, garanti un an.

60 $, garanti trois ans.

70 $, garanti cinq ans.

Une copie de la garantie est donnée à la page 18 .

Une jambe aussi bonne à tous égards est fabriquée pour 50 $ que pour 70 $, la différence de prix étant entièrement déterminée par le moment où la garantie est censée couvrir.

Si nous ne savons pas quelle jambe serait la mieux adaptée à un cas particulier, et qu'il est laissé à notre jugement de sélectionner, dès réception des mesures et des détails complets, nous construirons celle qui, selon nous, honnêtement et consciencieusement, offrira le service le plus durable et le plus confortable. . Nous sommes également intéressés par l'acheteur, car la bonne réputation de notre établissement, ainsi que notre prospérité future, dépendent entièrement de la durabilité de notre travail et du confort avec lequel il est porté.

Articulation de cheville à rotule

Cette articulation est formée par une boule de verre poli sillonnant une douille de vulcanite, le pied et la cheville étant réunis par quatre tendons, passant par des ressorts en caoutchouc dans la cheville ; cette articulation admet tous les mouvements de la cheville naturelle. En marchant sur le flanc d'une colline ou d'un plan incliné, ou lorsque le pied est utilisé pour soutenir le corps, la cheville fléchit latéralement et le pied reste à plat sur le sol, donnant ainsi une base de soutien ferme. Le mouvement imite étroitement le mouvement de la cheville naturelle, et cette articulation est souhaitable pour les travaux légers et les moignons courts et sensibles. Bien qu'il soit plus compliqué que n'importe lequel de nos autres styles, exigeant plus de soin et d'attention, des centaines de personnes l'utilisent avec un tel confort et une telle satisfaction qu'en aucun cas, quelles que soient les circonstances, elles ne pourraient être incitées à en utiliser un autre. N° 216, à la page 40 .

Articulation de cheville à double rotule

Cette articulation est une invention unique, et l'idée de sa construction a été suggérée par l'unique articulation à rotule. Il se compose de deux boules de verre poli sillonnées dans des douilles de fibre . Il n'existe aucune substance pouvant être utilisée à cette fin qui présente une surface plus dure et plus lisse que le verre, et lorsqu'elles se présentent sous la forme de sphères solides et polies, sillonnées dans des douilles parfaitement ajustées, elles sont pratiquement indestructibles ; il n'y a rien de tel que de les user. Une tige en acier liée et un tendon arrière et avant relient solidement le pied et la cheville. Les tendons, ainsi que les ressorts en caoutchouc, sont les mêmes que ceux utilisés dans toutes nos jambes et sont appliqués de la même manière. Il s'agit d'une articulation un peu plus légère que celle de l'armée et de la marine et est recommandée pour les personnes de poids léger ou moyen. N° 217, à la page 40 .

Articulation de la cheville de l'armée et de la marine

L'axe de cette articulation est constitué d'un boulon creux en acier solidement fixé dans le pied avec deux tiges verticales munies d'écrous aux extrémités inférieures. Le boulon est stationnaire dans le pied, la cheville travaillant sur la surface supérieure du boulon, ne laissant aucune possibilité d'accumulation de gravier ou de saleté, créant ainsi un joint autonettoyant. La tige en acier, ainsi que les cordons avant et arrière, relient le pied et la cheville. Il est prévu de serrer la tige de cheville avec un écrou à l'extrémité supérieure, de manière à réguler les frottements sur le boulon et à compenser une éventuelle usure qui pourrait avoir lieu au niveau de l'articulation. Ceci est recommandé comme étant le plus solide et le plus utile des pieds en bois. N° 218.

Un nouveau pied avec une cheville rigide

Il ne s'agit pas à proprement parler d'un pied en caoutchouc, mais d'une modification du soi-disant pied en caoutchouc suggérée par les améliorations apportées à notre pied WALKEASY . Dans la construction du pied en caoutchouc à l'ancienne, un noyau en bois est recouvert de caoutchouc et correctement durci ou vulcanisé par la chaleur. Il est impossible de fortifier ou de renforcer cette âme de bois avec un revêtement de cuir brut comme on le fait sur les autres parties d'une jambe artificielle, car la chaleur nécessaire à la vulcanisation du caoutchouc brûle et ruine le cuir brut. Ceci est évité par le mode de construction de ce nouveau pied.

La partie supérieure du pied est solidement fixée à la partie cheville par une épingle, et toute la partie en bois est recouverte de cuir brut. Ainsi, la partie supérieure du pied forme pratiquement une seule pièce avec la cheville, et on gagne en force sans ajouter de poids. La semelle amovible en caoutchouc éponge est insérée dans un évidement canalisé dans le pied et est solidement maintenue en place par une vis. Aucun caoutchouc n'est utilisé sur le dessus du pied, mais davantage de caoutchouc est utilisé sur la semelle, là où il est le plus nécessaire.

Si un pied doit être extrêmement léger, un feutre de qualité supérieure est utilisé à la place du caoutchouc. Le feutre ne donne pas autant de ressort et d'élasticité à la bande de roulement du pied que le caoutchouc spongieux, et on ne gagne rien à l'utiliser si ce n'est une réduction de poids.

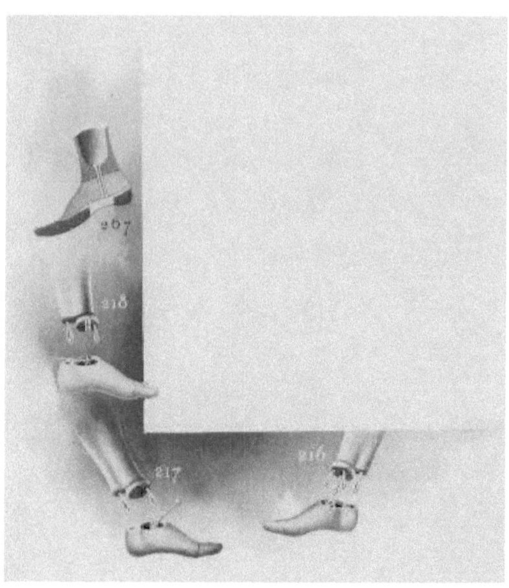

Pour éviter l'usure de la partie correspondant à l'articulation de l'orteil du pied naturel, des couches de toile sont collées sur la surface supérieure de la semelle en caoutchouc, là où elle entre en contact avec la partie extrême avant de la partie en bois. Si la semelle en caoutchouc cède ou s'use, la partie usée, voire la semelle entière, peut être renouvelée à peu de frais sans qu'il soit nécessaire de remplacer le pied entier comme dans l'ancien style de pied en caoutchouc.

Au total, il s'agit d'un pied plus léger, plus solide et plus facile à entretenir, plus facile et moins coûteux à maintenir en ordre. Une vue en coupe de ce pied est présentée au n° 267.

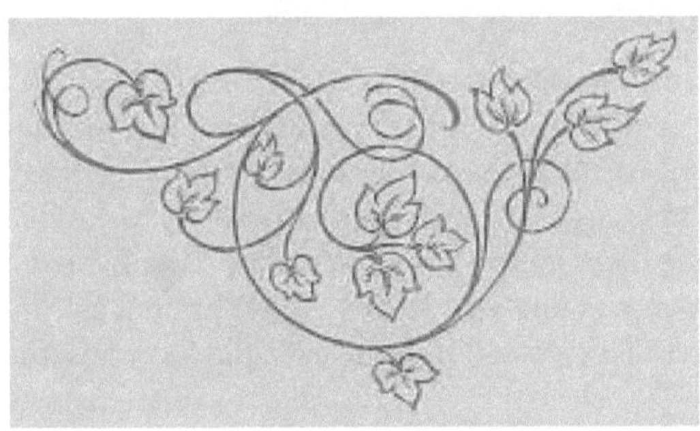

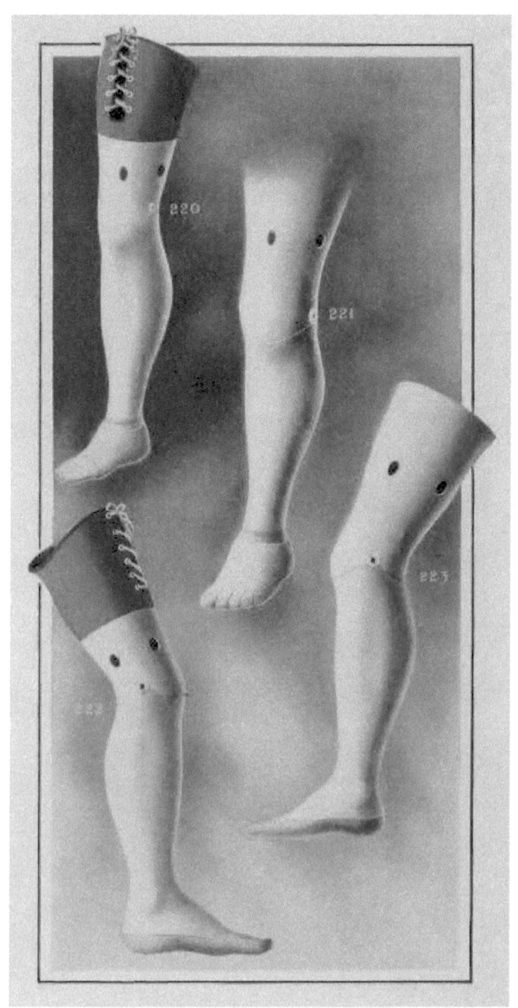

NUMÉRO 220

Jambe pleine longueur pour amputation de la cuisse, avec pied en bois, articulation de cheville n° 216, 217 ou 218 et douille de laçage réglable en cuir. Prix, complet, 50 $, garanti un an ; 60 $, trois ans ; 70 $, cinq ans.

NUMÉRO 221

Jambe pleine longueur pour amputation de la cuisse, avec pied en bois, articulation de cheville n° 216, 217 ou 218 et douille en bois. Prix, complet, 50 $, garanti un an ; 60 $, trois ans ; 70 $, cinq ans.

NUMÉRO 222

Jambe pleine longueur pour amputation de cuisse, avec pied neuf, avec cheville rigide n° 267 et douille de laçage réglable en cuir. Prix, complet, 50 $, garanti un an ; 60 $, trois ans ; 70 $, cinq ans.

NUMÉRO 223

Jambe pleine longueur pour amputation de la cuisse, avec pied neuf, avec cheville rigide n° 267 et douille en bois. Prix, complet, 50 $, garanti un an ; 60 $, trois ans ; 70 $, cinq ans.

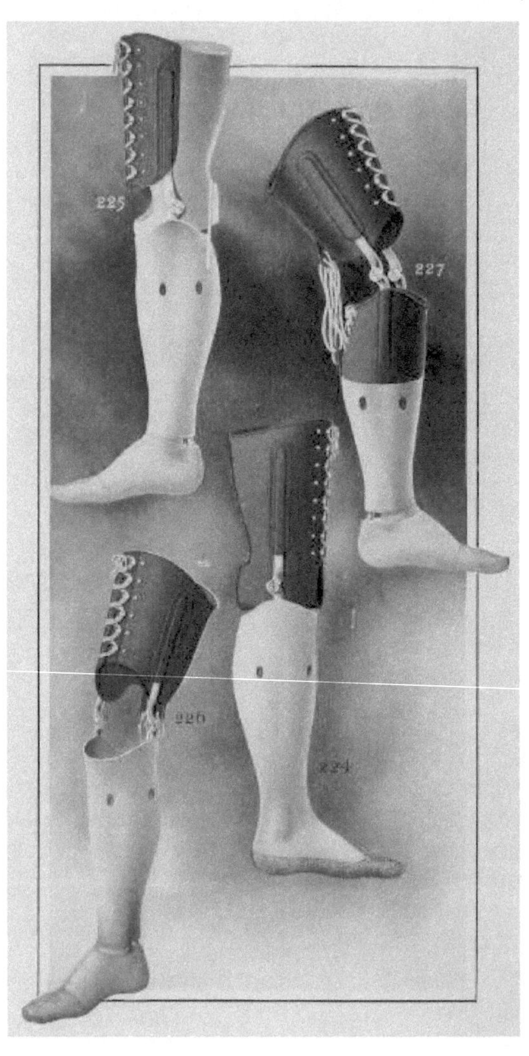

Numéro 224

Jambe portant le genou pour l'amputation sous le genou lorsque l'articulation du genou est raide et inflexible, ou lorsque le moignon est trop court pour l'utilisation réussie d'une jambe à emboîture ; pied neuf avec cheville rigide n°267, et douille en cuir. Prix, complet, 50 $, garanti un an ; 60 $, trois ans ; 70 $, cinq ans.

Les douilles des n° 224 et 225 peuvent être transposées, à l'aide de la douille en cuir du n° 225 ou de la douille en bois du n° 224.

Numéro 225

Jambe portant le genou pour l'amputation sous le genou lorsque l'articulation du genou est raide et inflexible, ou lorsque le moignon est trop court pour l'utilisation réussie d'une jambe à emboîture ; pied en bois, articulation de cheville n° 216, 217 ou 218 et douille en bois. Prix, complet, 50 $, garanti un an ; 60 $, trois ans ; 70 $, cinq ans.

La jambe pour l'amputation de l'articulation du genou est similaire aux jambes portant le genou et les prix sont les mêmes. La partie supérieure de la jambe pour ce genre d' amputation est réalisée de la même manière que celle indiquée par le numéro 203 à la page 26 .

Numéro 226

Jambe pour amputation sous le genou, pied en bois, articulation de cheville n° 216, 217 ou 218 et douille en bois. Prix, complet, 50 $, garanti un an ; 60 $, trois ans ; 70 $, cinq ans.

Numéro 227

Jambe pour amputation sous le genou, pied en bois, articulation de cheville n° 216, 217 ou 218 et douille de laçage réglable en cuir. Prix, complet, 50 $, garanti un an ; 60 $, trois ans ; 70 $, cinq ans.

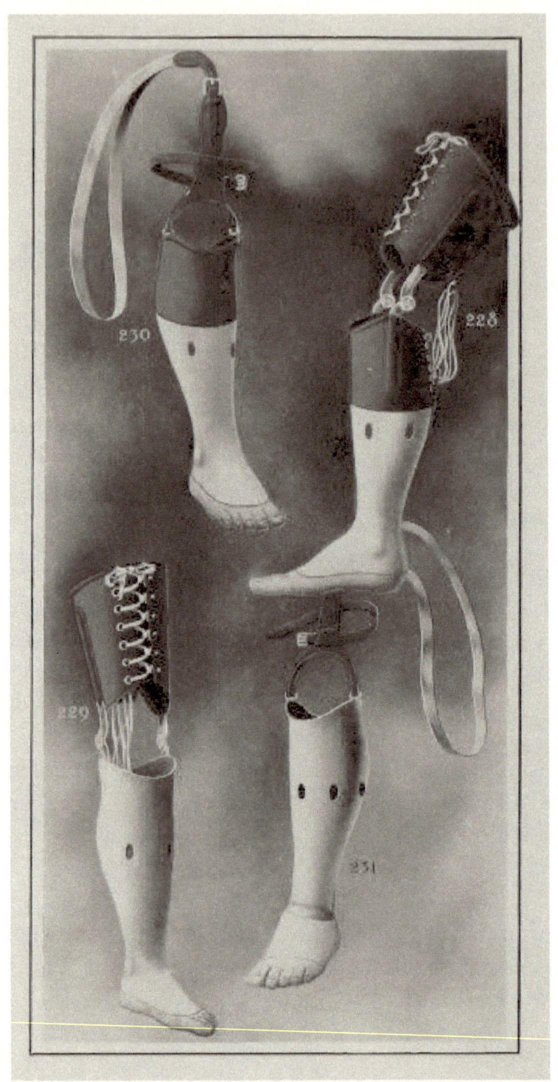

Jambe pour amputation sous le genou, avec pied neuf, avec cheville rigide n°
267, et douille de laçage en cuir réglable. Prix, complet, 50 $, garanti un an ;
60 $, trois ans ; 70 $, cinq ans.

Jambe pour amputation sous le genou, avec pied neuf, avec cheville rigide n°
267 et douille en bois. Prix, complet, 50 $, garanti un an ; 60 $, trois ans ; 70
$, cinq ans.

NUMÉRO 230

Jambe pour amputation sous le genou, sans articulations du genou ni support
de cuisse. Ce style de jambe ne convient guère aux moignons de moins de six
pouces de longueur. Avec un moignon sain et suffisamment long , il peut
être porté avec beaucoup de satisfaction, car il est environ un tiers plus léger
qu'un modèle doté des articulations du genou et de la bande de cuisse, et le
porteur éprouve beaucoup moins de contraintes dans son utilisation, tant en
marche qu'en position assise. Il est cependant déconseillé si le moignon est
douloureux ou sensible, car la totalité de la pression ou de l'appui doit être
exercée sur le moignon, sans possibilité de le soulager comme pour la jambe
avec bande de cuisse. Le n° 230 montre la jambe avec un pied neuf, avec une
cheville rigide n° 267 et une douille de laçage en cuir réglable. Une douille en
bois avec le même pied sera utilisée si désiré. Prix, complet, 45 $, garanti un
an ; 55 $, trois ans ; 65 $, cinq ans. Si cette jambe est achetée et qu'elle s'avère
par la suite insatisfaisante, des articulations des genoux et des bandes de
cuisses seront mises en place pour 10 $.

NUMÉRO 231

Jambe pour amputation sous le genou, sans articulations du genou ni support
de cuisse, pied en bois, articulation de la cheville n° 216, 217 ou 218 et douille
en bois, ou douille de laçage réglable en cuir si désiré. Prix, complet, 45 $,
garanti un an ; 55 $, trois ans ; 65 $, cinq ans. À tout moment une fois la
jambe terminée, les articulations et la bande de cuisse seront mises en place
pour 10 $.

Amputations au niveau ou en dessous de l'articulation de la cheville

Les amputations au niveau ou au-dessous de l'articulation de la cheville sont généralement effectuées dans l'espoir qu'une grande partie du poids du corps puisse être supportée sur l'extrémité du moignon ou sur la surface plantaire de la partie restante du pied, ce qui est possible dans la plupart des cas . En raison du peu d'espace au-dessous de l'extrémité du moignon, il est souhaitable, à quelques exceptions près, de construire des pieds sans articulations de cheville pour ces amputations.

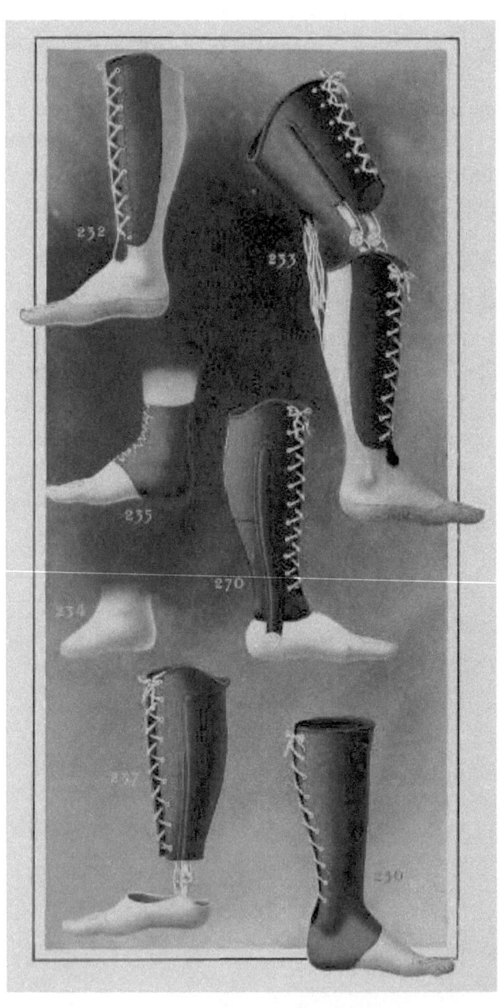

NUMÉRO 232

Jambe pour opération de la cheville (Symes), avec pied neuf à cheville rigide n° 267, sans articulations du genou ni support de cuisse. Prix, complet, 40 $, garanti un an ; 50 $, trois ans ; 60 $, cinq ans.

NUMÉRO 233

Jambe pour amputation de l'articulation de la cheville (Symes), avec pied nouveau avec cheville rigide n° 267, avec articulations du genou et support de cuisse, utilisée lorsque peu ou pas de pression ou de poids peut être exercé sur l'extrémité du moignon. Prix, complet, 50 $, garanti un an ; 60 $, trois ans ; 70 $, cinq ans.

NUMÉRO 234

Moignon après amputation à travers ou près du cou-de-pied.

NUMÉRO 235

Appareil pour amputation partielle du pied. Le pied est en bois, recouvert de cuir brut, et possède une articulation articulée au niveau des orteils ; fourreau en cuir remontant au dessus de la cheville, lacé devant. Prix, 25$.

NUMÉRO 236

Appareil pour amputation par le cou-de-pied semblable au n° 235, avec fourreau remontant bien sur la jambe et lacé dans le dos. Prix, 30$.

NUMÉRO 237

Appareil pour amputation partielle du pied. Pied en bois, pointe de pied, gaine de cuir s'étendant jusqu'au genou, avec articulations latérales. Ceci est utilisé lorsque peu ou pas de poids peut être pris sur l'extrémité du moignon, le poids étant supporté par la gaine en cuir de la jambe sous le genou. Prix, 40$.

NUMÉRO 270

Un tout nouveau style de pied pour l'amputation de l'articulation de la cheville. La gaine de cuir entoure le moignon du genou jusqu'au bout. L'articulation articulée est réalisée en plaçant le boulon ou le cylindre entièrement à travers le pied, ce qui donne une bonne surface d'usure similaire à l'articulation artificielle du genou utilisée pour les amputations au-dessus du genou. S'il y a peu de place sous l'extrémité de la souche, le pied sera en bois dur.

Jambes de cheville

Ces pieds à bas prix sont soigneusement ajustés et, à l'exception du n° 242, sont recouverts de cuir brut et émaillés de la même manière que les pieds avec pieds. Ils ont de lourdes viroles en fer vissées au fond, dans lesquelles un coussin en caoutchouc est utilisé. Si vous le souhaitez ultérieurement, un pied et une cheville peuvent être attachés. Mesures, moules , profils, etc., comme pour la jambe avec pied, sauf qu'aucune mesure du pied n'est requise et que la longueur de la jambe saine doit être prise avec la chaussure.

Les prix comprennent les bretelles et le stock de souches.

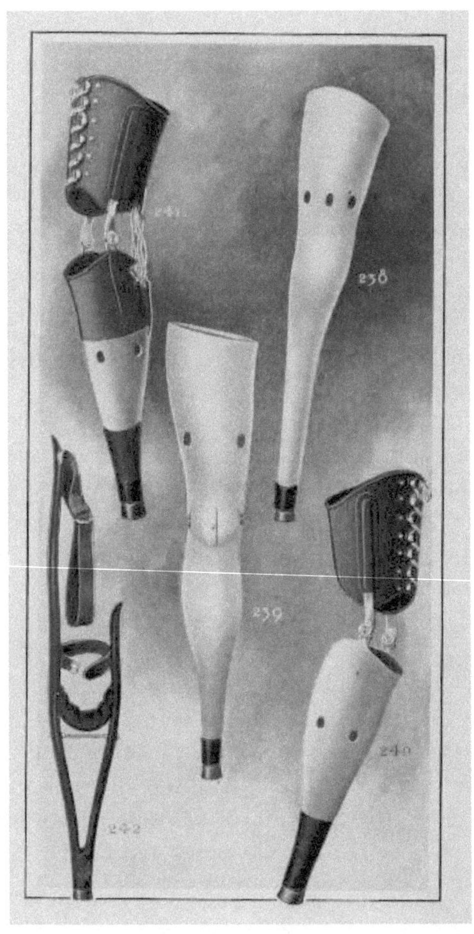

NUMÉRO 238

Jambe de cheville sans articulation du genou, pour amputation au-dessus du genou ; douille en bois; douille de laçage en cuir réglable utilisée si vous préférez. Prix, bretelles incluses, 18 $.

NUMÉRO 239

Jambe de cheville avec articulation du genou, pour amputation au-dessus du genou ; illustré avec une douille en bois ; douille de laçage en cuir réglable utilisée si vous préférez ; verrouillage automatique, rendant le genou raide en position debout ; appuyer sur le bouton situé à l'arrière de l'articulation libère le verrouillage du genou afin que l'articulation puisse être fléchie en position assise. Prix, bretelles incluses, 25 $.

NUMÉRO 240

Jambe de cheville avec douille en bois, pour amputation sous le genou. Prix, incluant les bretelles, si désiré, 25$.

NUMÉRO 241

Jambe de cheville avec douille de laçage en cuir réglable, pour amputation sous le genou. Prix, incluant les bretelles, si désiré, 25$.

NUMÉRO 242

Jambe squelette pour amputation sous le genou, à utiliser avec le genou reposant sur le coussin. Les mesures requises : distance du genou au sol, diamètre passant par le genou d'un côté à l'autre en dehors des vêtements. Précisez si c'est pour la jambe droite ou gauche. Prix 8$.

Bretelles

Toutes les jambes artificielles pour les amputations de cuisses nécessitent un soutien des épaules ou de la taille. Pour les amputations au niveau du genou ou en dessous, à l'exception des amputations de l'articulation de la cheville et partielles du pied, il est souhaitable d'avoir des bretelles attachées pour les débutants. Beaucoup, cependant, les jettent après un certain temps. Toutes les jambes que nous fabriquons nécessitant des bretelles en sont équipées, quelle que soit la forme souhaitée, sans supplément. Nous ne nous limitons pas aux styles illustrés ; ils seront modifiés en fonction de l'acquéreur ou des particularités du cas.

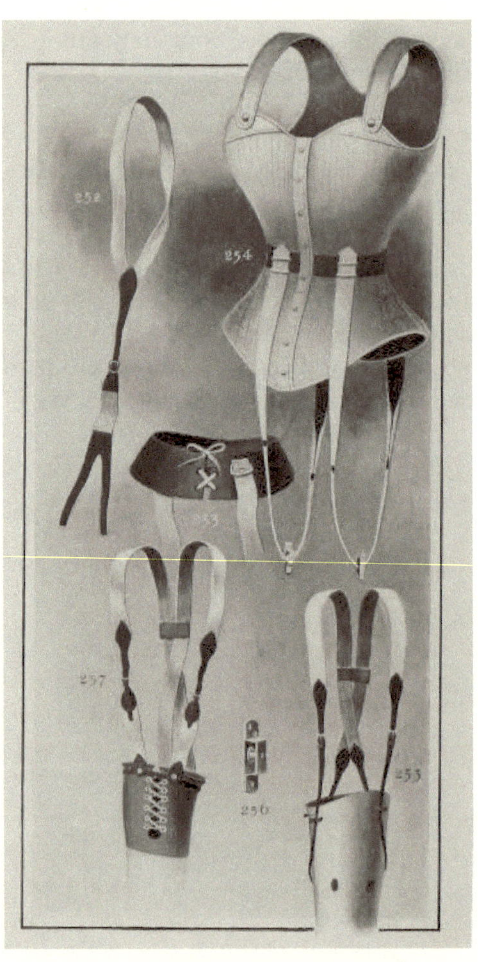

NUMÉRO 252

Bretelle pour amputation de jambe avec sangles fourchues à fixer à la jambe artificielle sous le genou ; toile élastique épaisse entre la boucle et la fourche ; c'est un style populaire. Prix, 1,50 $.

NUMÉRO 253

Une ceinture ventrale pour femme à laquelle sont attachées des sangles élastiques derrière et devant, ou la sangle fourchue devant uniquement. C'est pour l'amputation sous le genou. Il est cependant souvent utilisé en association avec des bretelles, qui passent sur les épaules, sur les jambes pour l'amputation de la cuisse. Prix, complet pour amputation de jambe, 2 $.

NUMÉRO 254

Pour femme. Corset avec bretelles à roulettes attachées à la ceinture, utilisé lorsque l'amputation est au-dessus du genou. Il s'agit d'un support beaucoup plus pratique et confortable pour les femmes que n'importe quel type de porte-jarretelles. La ceinture ou les bretelles peuvent être conçues pour être attachées à n'importe quel corset. Prix, corset compris, 5 $.

NUMÉRO 255

Bretelles à roulettes pour jambe pour amputation de cuisse. Croisé ou bouclé derrière et bouclé devant si vous le souhaitez. Prix, 4$.

NUMÉRO 256

Le rouleau ou la poulie utilisé sur les bretelles à rouleaux. L'action des sangles sous ces rouleaux évite de tirer sur les épaules, en se baissant, en s'asseyant ou en se couchant, les bretelles restant immobiles sur les épaules. Prix, 25 cents chacun.

NUMÉRO 257

Bretelles partiellement élastiques, de modèle ordinaire, pour amputation de la cuisse; riveté de manière à pivoter sur une lanière de cuir lacée autour de la partie supérieure de la douille. Prix, 3$.

La partie arrière des emboîtures de toutes les jambes pour les amputations de cuisses est rembourrée. Cela évite l'usure et la coupure des vêtements lorsque l'on est assis sur un siège dur de quelque nature que ce soit. Sans rembourrage, la destruction des vêtements peut difficilement être évitée.

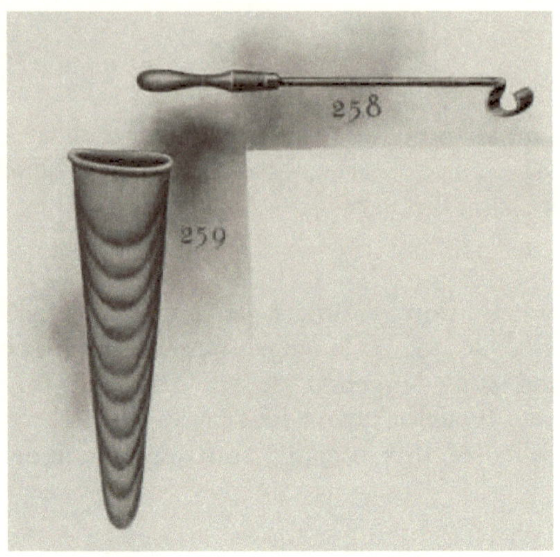

Outil de montage

NUMÉRO 258. Il y a de temps en temps des changements dans les moignons nécessitant un léger lissage ou un assouplissement de l'alvéole. Une douille en bois peut être découpée de manière plus pratique et plus efficace avec l'un de ces outils de montage, tels que ceux utilisés par les fabricants de membres artificiels. Prix, 1,50 $.

Chaussettes souches

NUMÉRO 259. Les chaussettes en fil de laine doux sont le revêtement le plus pratique et le plus confortable qui puisse être porté sur un moignon, avec ou sans jambe artificielle. Avec une douille correctement ajustée, en bois ou en cuir, il y a autant de rembourrage que nécessaire. Pour compenser le rétrécissement du moignon, deux ou trois chaussettes supplémentaires peuvent être ajoutées de temps en temps selon les besoins. Il est souhaitable, cependant, si le moignon est devenu tellement réduit qu'il faut plus de couverture que cela, de recouvrir l'alvéole de cuir ou de feutre, et si elle devait encore se réduire, une nouvelle alvéole ou un nouveau dessus est le meilleur remède.

LISTE DE PRIX

Livré par courrier ou express dès réception du prix.

Longueur de la chaussette	Circonférence de la plus grande partie du moignon		Prix chacun	Prix par douzaine
10 pouces ou moins	Sous	15 pouces	0,35 $	3,50 $
10 à 16 pouces	Sous	15 pouces	.45	4,50
10 à 16 pouces	Sur	15 pouces	.55	5,50
16 à 22 pouces	Sous	15 pouces	.55	5,50
16 à 22 pouces	Sur	15 pouces	.65	6h50
22 à 28 pouces	Sous	15 pouces	.65	6h50
22 à 28 pouces	Sur	15 pouces	.75	7h50
28 à 34 pouces	Sous	15 pouces	.75	7h50
28 à 34 pouces	Sur	15 pouces	.85	8h50

Un quart ou une demi-douzaine à des tarifs d'une douzaine.

La longueur de la chaussette doit être de deux ou trois pouces plus longue que la partie restante de la jambe mutilée.

Indiquez si l'amputation est au-dessus, en dessous ou au niveau du genou ; donner la longueur et la circonférence en haut et à deux pouces de l'extrémité du moignon.

Jambes artificielles pour les déformations

Nous fabriquons des membres pour toutes sortes de déformations, chacun spécialement conçu et construit pour se conformer aux particularités individuelles. Avec un bon degré de force dans le membre déficient, un soutien confortable et une probabilité de locomotion facile sont assurés aux porteurs de ces appareils. Des pieds en caoutchouc ou en bois peuvent être utilisés. Les prix varient de 50 $ à 100 $, selon les difficultés à surmonter pour une construction correcte et un ajustement confortable. Après avoir reçu une description complète, le prix exact sera indiqué. Un moule ou un moulage en plâtre du membre déformé devra être envoyé, accompagné des mesures du membre sain, comme en cas d'amputation.

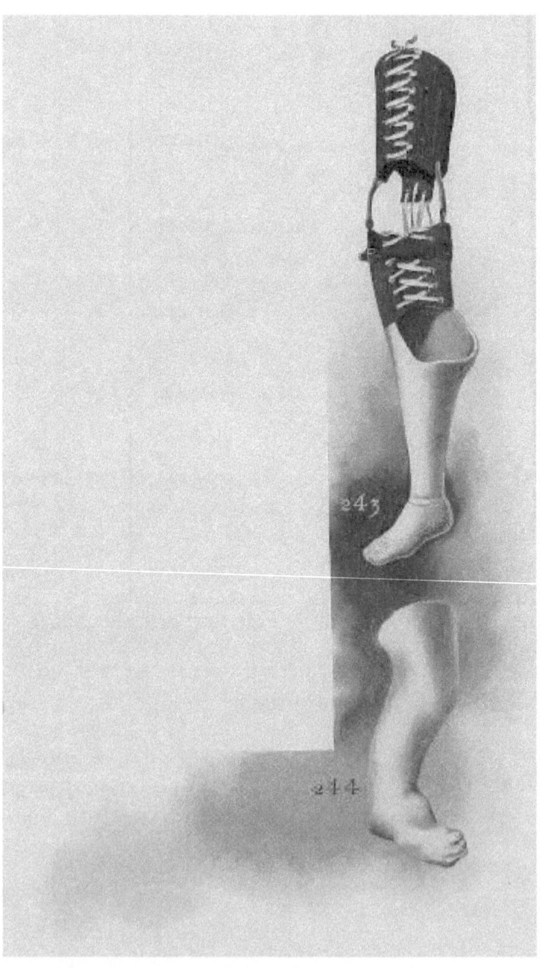

Cette coupure représente l'une des jambes les plus difficiles parmi les nombreuses que nous sommes amenés à réaliser en cas de malformations. Ce membre particulier a été fabriqué à partir de mesures et d'un moulage de jambe déformée (n° 244) sans la présence du requérant à l'usine. Après un ou deux essais bruts, il est terminé et est utilisé avec la plus grande satisfaction.

Liste de prix des fournitures

Toile élastique, 5 pouces de large, par verge

Toile élastique, lourde, 2 pouces de large, par verge

Toile élastique, lourde, 1½ pouces de large, par verge

Toile élastique, lourde, 1 pouce de large, par verge

Toile élastique, lourde, ¾ de pouce de large, par verge

Toile non élastique, coton, 2 pouces de large, par verge

Toile non élastique, coton, 1½ pouces de large, par verge

Toile non élastique, peignée, tubulaire, 2 pouces de large, par verge

Boucle, laiton, 2 pouces de large, chacune

Rouleau à boucle, une broche, ⅞, ¾ ou ⅝ pouce de large, chacun

Boutons-pression à boucle

Feutre, meilleure laine fine, par once

Ressort de genou, fabriqué à partir d'une toile de 5 pouces, complet, chacun

Genouillère à ressort, C, coupe n° 260, l'unité

Boulon de genou, pour amputation au-dessus du genou, complet, l'unité

Vis d'extrémité de boulon de genou, la pièce

Cordon de genou, avec fixation réglable, chacun

Corde de genou, sans fixation réglable, la pièce

Boulons et vis pour articulation du genou, chacun

Douilles pour le même, chaque

Cordons de laçage, cuir brut ou peau de daim, chacun

Crochets de laçage, chacun 3 cents, par douzaine

Oeillets de laçage, ¼ ou ⁵⁄₁₆ pouce, par douzaine

Cordons de cheville, avec haut réglable, complet avec ressort ; talon, chacun

Cordons de cheville, avec haut réglable, complet avec ressort ; devant ou su

Boucles de cordon de cheville, sans haut ni ressort, chacune

Ressorts de cordon de cheville, talon ou avant, chacun

Clé pour cordon de cheville, l'unité

Boulon de cheville, acier, la pièce

Douille à bille pour cheville à rotule, la pièce

Butée rotative pour cheville à rotule, l'unité

Cordon d'orteil ou tige avec support, chacun

Caoutchouc pour ressort de pointe, l'unité

Attaches d'orteil, chacune

Coussin en caoutchouc pour le bas du pied de cheville, 2 pouces de diamètre, chac

Envoyé en port payé dès réception du prix.

Lors de la commande des cordons, s'ils sont équipés de bouchons à vis, indiquez la longueur depuis l'intérieur de la boucle d'une extrémité jusqu'à l'autre extrémité ; si vous n'avez pas de fixation à vis, donnez la longueur depuis l'intérieur de la boucle à une extrémité jusqu'à l'intérieur de la boucle à l'autre extrémité.

Liste de prix pour les réparations

Neverchafe Socket, pour amputation au-dessus ou en dessous du genou. Cu
$; coque extérieure en bois, 15,00 $; les deux

Douille en bois, pour amputation au-dessus ou en dessous du genou

Douille de laçage en cuir, pour amputation au-dessus ou en dessous du genc

Nouveau Genou, complet, pour jambe amputée de cuisse

Genou neuf, partie supérieure uniquement

Genou neuf, partie inférieure uniquement

Nouveau Cheville Walkeasy

Nouveau pied Walkeasy , semelle en caoutchouc éponge

Nouveau pied et cheville Walkeasy

Nouveau pied en bois

Nouveau pied en caoutchouc avec cheville rigide

Nouveau pied et cheville ; pied en bois avec articulation de cheville, ou piec
avec cheville rigide

Nouvelles articulations du genou

Nouveau Thigh Lacer, pour l'amputation sous le genou

Couvre-jambe en cuir brut et émaillé, pour amputation de cuisse

Couvre-jambe en cuir brut et émaillé, pour amputation de jambe

Pour les autres réparations, difficiles à énumérer, une facturation de 50
centimes de l'heure sera facturée.

PARTIE III
ARMES ARTIFICIELLES

On peut dire que la construction d'armes artificielles a commencé au XVIe siècle. « Le distingué chevalier Göetz combattit à la tête de l'armée du margrave Frédéric de 1504 à 1562 avec une main de fer artificielle. Les doigts de cette main se fermaient l'un après l'autre par l'action de plusieurs ressorts. On nous apprend en outre que cette main, qui possédait un poids énorme, enfermait le moignon et était attachée à l'armure qui recouvrait le corps.

Au cours du XVIe siècle, de nombreuses armes artificielles très défectueuses furent fabriquées, mais elles remplissaient l'usage pour lequel elles étaient destinées, puisqu'elles permettaient à ceux qui les portaient de s'engager dans la bataille, de guider leurs chevaux, etc. La main artificielle étant une fois attachée à l'arme ou rêne de bride, le mécanisme d'articulation des doigts n'a pas été jugé nécessaire.

Ambroise Parè , médecin français réputé, né en 1500 et appelé le père de la chirurgie française, décrit une main artificielle en fer, avec un mécanisme plus parfait que celle portée par Göetz ; dans cette main, le pouce est immobile et tous les doigts s'ouvrent et se ferment simultanément sous l'influence d'un seul ressort.

À l'époque d'Ambrose Parè, des efforts ont été déployés pour restaurer les mouvements naturels des parties perdues afin de permettre aux mutilés d'effectuer tous les travaux ordinaires. Le cuir, le papier et d'autres métaux ont remplacé le fer. Parè laisse une figure de main en cuir, mais sans détails quant à son mécanisme ; il est apparemment fait avec des doigts et un pouce immobiles, mais avec une gaine insérée entre le pouce et l'index pour recevoir un stylo, etc. Il décrit en outre un avant-bras artificiel, qui peut, à l'aide de la main saine, être amené dans n'importe quel endroit. degré de flexion et maintenu à celui-ci par l'usage d'un cliquet pris dans les mailles d'une roue dentée. Les armes artificielles décrites par Ambroise Parè , bien qu'extrêmement lourdes, semblent avoir été en vogue jusqu'à la fin du XVIIIe siècle ; à cette époque, un moine de l'ordre des Carmes conçut une main en tôle d'étain, avec des doigts et un pouce mobiles, qui s'articulait par le mouvement du moignon, mais on nous dit qu'elle était trop compliquée pour être utilisée avec succès. sauf en cas d'amputation près de l'articulation du poignet. Nous avons la description d'un bras fait ultérieurement en cuir et recouvert de peau de mouton, colorée de manière à représenter l'apparence de la peau humaine, et pour la rendre plus naturelle, les ongles étaient en corne blanche. Les améliorations apportées à la main concernaient principalement l'apparence, sans aucun ajout important à son utilité ou à son utilité.

En 1818, le Dr Graefe suggéra la construction d'un bras susceptible d'être manipulé au moyen de cordes attachées à un corset entourant les épaules, le bras pouvant être déplacé sans l'aide de la main saine. Ce principe de fixation pour le mouvement de l'avant-bras et des doigts est suivi jusqu'à présent avec diverses modifications.

Les débuts de l'histoire des armes artificielles semblent se référer principalement à leur construction particulière et à leur application à des personnalités célèbres qui avaient perdu leurs extrémités naturelles. Jusqu'à une période relativement récente, le caractère impraticable de ces appareils, en raison de la lourdeur et de la complexité des mécanismes, et du coût élevé de ces appareils, empêchait toute demande générale pour leur utilisation. De même que les génies inventifs des temps modernes ont conçu et produit tant d'instruments et de machines permettant d'économiser du temps et du travail, qui, si utiles soient-ils, sont néanmoins la cause de bien d'horribles mutilations de l'humanité, de même ils ont également, dans une certaine mesure, indemnisé les mutilés. par les progrès et l'amélioration obtenus dans l'utilité des appareils pour le remplacement des membres perdus. La simplicité du mécanisme, l'utilisation d'un matériau extrêmement léger de manière à préserver la résistance nécessaire, sont les caractéristiques marquantes du progrès dans la construction des bras artificiels et, en combinaison avec les prix modérés en vigueur, les mettent en faveur auprès de ceux qui ont utiliser pour eux.

Aussi légers, solides et mécaniquement parfaits qu'un bras et une main puissent être fabriqués, son succès ou son échec - à condition que le moignon soit sain et d'une longueur suffisante - dépend en grande partie de la patience et de la persévérance continue de celui qui le porte pour s'habituer à son utilisation. La préservation de la forme et l'amélioration générale de l'apparence produite par un bras correctement construit et confortablement ajusté, sans parler de son utilité et de sa commodité, devraient inciter celui qui le porte à un effort persistant pour s'y habituer. et si cela est pratiqué pendant quelques semaines, il n'y a pas lieu de craindre le résultat final.

Douilles pour les moignons

Pour l'amputation sous le coude, l'emboîture la plus soignée et la mieux ajustée est fabriquée à partir de cuir rigide spécialement préparé, moulé sur un moulage du moignon, soutenu par une armature en acier et doublé de peau de daim ou de chevreau. Les avantages par rapport à une douille en bois sont qu'elle est moins encombrante, qu'elle adhère plus étroitement à la souche, qu'elle ne risque pas de se fendre et qu'elle est en outre tout aussi durable. Nous les fabriquons cependant en bois si vous le souhaitez. Pour l'amputation au-dessus du coude, le coude artificiel est en bois et il est parfois souhaitable d'étendre le bois vers le haut en une seule pièce pour former l'emboîture.

Aluminium

On a beaucoup attendu et espéré le travail sur les membres artificiels à partir de ce nouveau métal extrêmement léger, mais il s'est révélé inacceptable pour toutes les parties des bras et des jambes qui entrent en contact étroit avec les moignons, en raison de l'oxydation rapide qui se produit. transpiration, et son utilisation pratique est limitée aux doigts, aux orteils et à d'autres accessoires mineurs qui ne sont pas susceptibles d'entrer en contact avec une partie du corps.

Mains artificielles

Quelle que soit leur perfection mécanique, les mains artificielles ne peuvent en effet posséder qu'une qualité utile, celle de saisir des objets comme des pinces. Dans presque tous les actes exécutés par les doigts naturels, on combine la flexion, l'extension, la préhension et bien d'autres mouvements différents ; Cette combinaison, aucun mécanicien n'a jamais été capable – et aucun ne pourra probablement jamais – de la reproduire avec succès dans une main artificielle. Il est donc pratiquement inutile que les doigts soient mobiles, puisqu'une main moins compliquée, plus légère et plus forte peut être réalisée avec des doigts rigides, dans une position naturelle mi-fermée, articulant uniquement le pouce, ce qui entraîne un mouvement plus puissant. ressort et par conséquent un plus grand degré de puissance de préhension ferme. Les doigts étant renforcés par des plaques d'acier qui les traversent, renforcées d'un revêtement en cuir brut et solidement fixés à la main, les objets lourds peuvent être soulevés sans risque que les doigts ne se redressent et que l'objet ne tombe au sol.

Alors que nous fournissons la main avec des doigts mobiles et la main en caoutchouc avec des doigts en caoutchouc ductile, la main en bois avec des doigts rigides et un pouce mobile est recommandée comme offrant le service le plus pratique, le plus durable et le plus satisfaisant.

La couleur

Les mains artificielles sont recouvertes d'un émail délicatement teinté, aussi proche que possible de la couleur chair ; mais pour qu'ils soient moins visibles et l'illusion plus complète, il faut toujours porter un gant. Nous fournissons une paire de gants à chaque main.

Outils et instruments

Des outils et des instruments d'une variété presque illimitée peuvent être utilisés dans un bras à la place de la main. Les plus fréquemment utilisés sont le crochet simple, le crochet double, l'anneau, le couteau, la fourchette, le pinceau et la cuillère. Les gens qui n'ont jamais porté d'armes savent à peine ce qui leur sera utile. Des outils spéciaux sont nécessaires pour des travaux spéciaux et ceux-ci peuvent être fournis ultérieurement lorsqu'on a déterminé ce qui sera le plus utile. Avec tous les bras avec des mains amovibles, ou des mains en caoutchouc avec la paume, nous fournissons un simple crochet, un couteau, une fourchette et une brosse, sans frais supplémentaires, ou le prix de l'un de ces outils dont nous ne voulons pas sera déduit du prix. du bras.

Construction des doigts

Habituellement, les doigts des mains artificielles sont constitués d'une seule pièce de bois, et il est évident que si le doigt est courbé ou fléchi, à un moment donné, le grain du bois se trouvera directement en travers du doigt et se brisera rapidement s'il est soumis à des contraintes considérables. souche. Pour éviter cette difficulté , nous fabriquons les doigts des mains en bois avec deux pièces de bois ; d'un côté le grain ou la fibre s'étend dans le sens de la longueur, et de l'autre dans le sens transversal, et entre ces deux morceaux de bois est placée une plaque d'acier, et tous sont solidement rivetés ensemble, la plaque d'acier dépassant suffisamment pour être solidement rivetée à la main. Les doigts sont ensuite entièrement recouverts de cuir brut qui, combiné aux autres précautions prises contre la casse, les rend suffisamment solides pour supporter le poids de celui qui les porte. Voir n° 300, page 64 .

Amputation partielle de la main

Le n° 301 (page 64) représente un moignon après amputation partielle de la main, laissant libre usage du pouce, mais c'est difficilement que celui-ci puisse être mis en contact avec le moignon restant pour rendre service. Le n° 302 représente, pour les moignons de cette description, un fourreau en bois, terminé par des doigts immobiles partiellement fermés, la main étant attachée au poignet et à l'avant-bras au moyen d'un laçage de cuir. La gaine est recouverte de cuir brut et émaillée, et les doigts sont fabriqués comme indiqué au n° 300. Prix 40 $.

S'il y avait amputation à la base de deux ou trois doigts seulement, sans altération des mouvements du ou des deux autres doigts, afin qu'ils puissent être mis en contact ferme avec le pouce, ce qui reste d'une main aussi mutilée est loin d'être suffisant. plus utile que tout ce qu'on peut éventuellement faire pour le compléter, mais pour dissimuler la perte et donner à la main une apparence plus parfaite, on peut fabriquer et appliquer des doigts comme représenté par le n° 302, sur lesquels il faut porter un gant.

Les numéros 303 et 304 (page 64) montrent un appareil utile dans toutes sortes de travaux pour les personnes ayant subi une amputation partielle de la main. Il est constitué d'un étui en cuir, lacé à l'avant-bras. Attachée à la surface inférieure de cette gaine se trouve une plaque d'acier qui s'étend vers le bas sous le moignon et se relève légèrement à son extrémité. A l'extrémité se trouve une ouverture à travers laquelle il est possible de glisser les manches des outils et instruments, en les passant sous la souche, où ils sont solidement maintenus en place par la pression de la souche. Prix 20$.

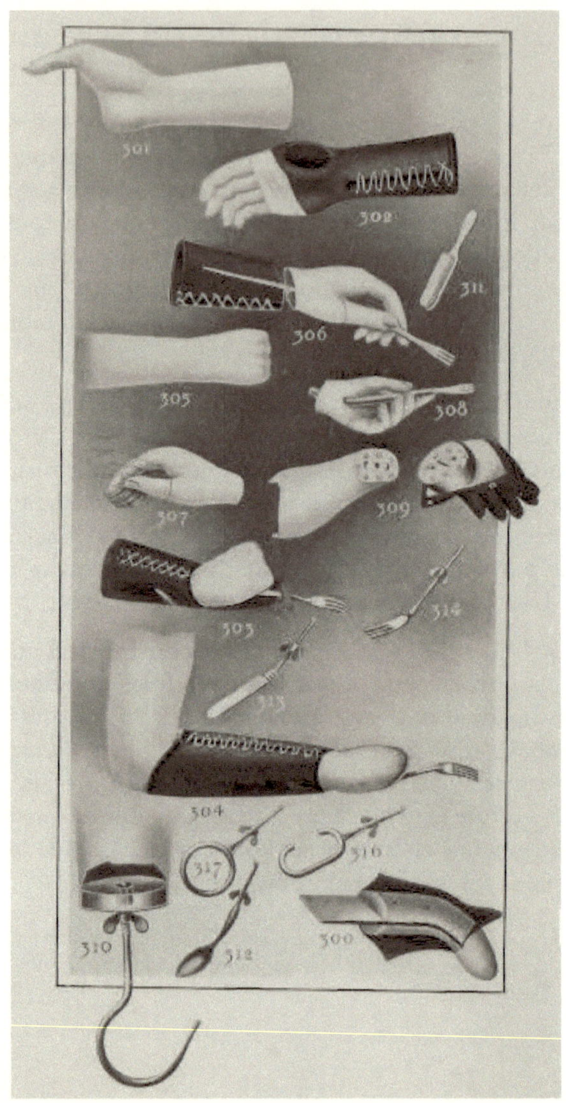

Le n° 305 représente un moignon après une amputation de tous les doigts et du pouce, et le n° 306 une main artificielle en bois pour celui-ci, avec des doigts immobiles et un pouce articulé avec un ressort puissant à ouvrir avec l'aide de la main saine. Prix 40$.

Main en caoutchouc

Avec l'aide de l'autre main, ou en appuyant contre un corps résistant, les doigts en caoutchouc ductile de la main n° 307 peuvent être modifiés en position pour s'adapter aux besoins du porteur, comme le montrent les lignes pointillées sur l'illustration. Pour ceux qui préfèrent le caoutchouc à la main en bois, elle sera fournie avec l'un des bras que nous fabriquons. Il peut être fixé de manière permanente à l'avant-bras, détachable au niveau du poignet, avec possibilité d'utiliser un crochet ou un autre instrument à la place de la main, ou équipé d'une douille de paume et d'un verrou pour l'utilisation d'un crochet, d'un couteau, d'une fourchette, etc. sans retirer la main. Voir n° 308.

Connexions

Le n° 309 représente une nouvelle méthode de connexion de la main et du bras. Jusqu'à présent, on ne pouvait pas compter sur les dispositifs utilisés pour maintenir la main ou les outils en place. Peu importe la force avec laquelle les doigts étaient faits pour soulever des poids lourds, le ressort ou la vis de réglage habituels utilisés pour verrouiller cette connexion était susceptible de se desserrer ou de céder sans avertissement et de causer beaucoup de désagréments, voire de blessures. Sur la plaque à main sont rivetés deux goujons dont les têtes passent dans des trous de serrure dans la plaque à bras. D'un léger tour de main, les têtes passent dans les fentes des trous de serrure, amenant les têtes des plots sous la plaque du bras ; ils sont maintenus immobiles grâce à un ressort qui se glisse automatiquement dans une fente du bord de la plaque ; le ressort est libéré par une pression du pouce de la main saine en dévissant la main artificielle. Le crochet et les autres outils ont un ergot à l'extrémité de la broche ou de la tige ; après avoir fait passer la tige à travers le trou au centre de la plaque du bras, elle est tournée dans la position souhaitée et maintenue fermement en place avec l'écrou à oreilles, comme indiqué au n° 310.

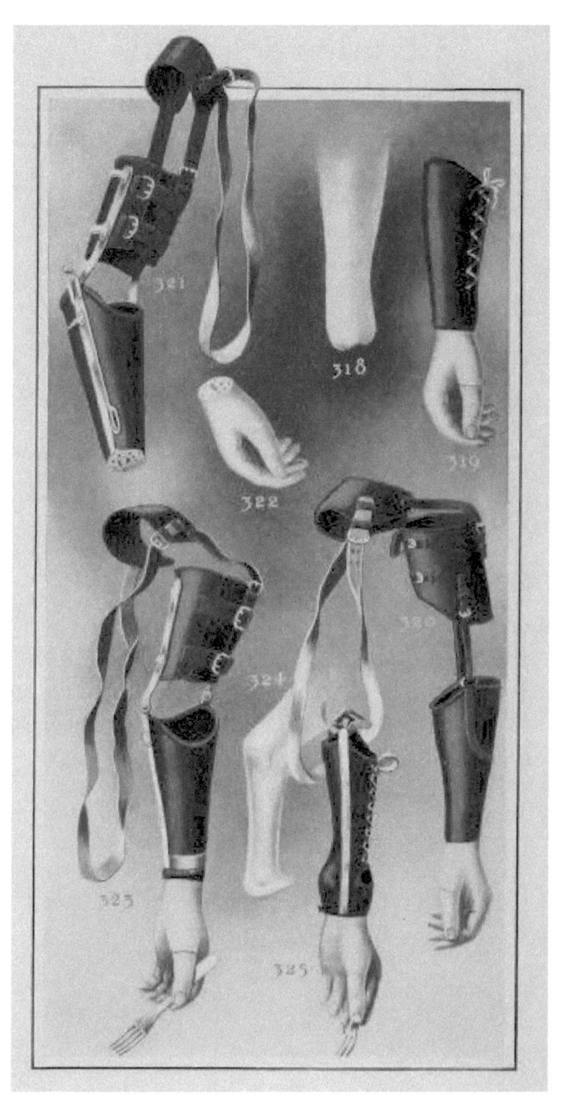

321
318
319
322
324
320
323
325

Certains des outils

Certains des outils pouvant être fixés sur la plaque de poignet lorsque la main est retirée sont également illustrés. Tous, à l'exception de la brosse, sont en acier ou en tout autre métal approprié.

N° 310—Crochet unique	Prix	1,00 $
N° 311 - Pinceau	»	1h00
N° 312—Cuillère	»	1h00
N° 313—Couteau de table	»	1h00
N° 314—Fourchette de table	»	1h00
N° 316—Double crochet	»	3h00
N° 317—Anneau	»	2h00

Un couteau, une fourchette, une brosse et un crochet spéciaux seront fabriqués pour être utilisés dans la paume de la main en caoutchouc, n° 308, sans frais supplémentaires. D'autres outils, tels que pinces, crochet à griffes, chape, etc., seront fabriqués sur commande lorsque vous le souhaiterez.

Amputations de l'articulation du poignet

Ceux-ci laissent généralement un moignon un peu plus grand à l'extrémité qu'immédiatement au-dessus (voir n° 318, page 64), fournissant ainsi un moyen d'appliquer solidement le bras et de le maintenir en place sans avoir besoin de fixation au-dessus du coude, comme indiqué dans le n° 319.

Les attaches au-dessus du coude peuvent cependant être mises en place si cela est jugé préférable, et pour l'amputation au niveau ou à une courte distance au-dessus du poignet, il est préférable d'établir la connexion au coude avec des lanières de cuir, comme indiqué au numéro 320, plutôt qu'avec joints en acier.

L'emboîture de tout bras pour amputation entre le poignet et le coude sera lacée si vous le souhaitez.

PRIX, NOS 319 ET 320 (Voir page 66)

Avec main en bois ou en caoutchouc, fixée en permanence à l'avant-bras, sans outi fixation au-dessus du coude

Idem avec fixation au dessus du coude

Main en caoutchouc, non détachable au poignet, mais avec douille palmaire, cor couteau, fourchette, crochet et brosse, sans fixation au-dessus du coude

Idem avec fixation au dessus du coude

A main en bois ou en caoutchouc, détachable au poignet, comprenant couteau, fc crochet et brosse, sans attache au-dessus du coude

Idem avec fixation au dessus du coude

Le n° 321 représente le bras pour amputation sous le coude, l'emboîture en cuir et le lacet en cuir au-dessus du coude, tous deux renforcés par un cadre en acier, reliés au coude par des sangles articulées en acier.

Le n° 322 est une main en bois amovible, avec des doigts rigides et un pouce mobile. Une tige de traction permettant d'ouvrir le pouce avec un mouvement de l'épaule est représentée sur l'illustration ; une sangle en toile est boutonnée à l'extrémité supérieure de la tige de traction et passe sur l'épaule opposée, comme indiqué dans le numéro 326, page 70 . Tout mouvement de l'épaule qui tirera sur cette tige ouvrira le pouce, et lorsque la tension sera relâchée, un fort ressort dans le pouce le ramènera en contact avec le premier doigt. Pour les amputations simples, il y a peu ou pas d'avantage à mettre en place cet attachement ; cela nécessite nécessairement un mécanisme plus compliqué et plus coûteux, sans aucun gain pratique pour le porteur. Pour les doubles amputations, il faut compter sur quelque chose de ce genre, et pour tirer le meilleur parti des bras artificiels, il faut absolument des moyens semblables à ceux-ci pour commander le mouvement du pouce. Un ou plusieurs doigts mobiles conjointement avec le pouce peuvent être actionnés de la même manière.

PRIX, N° 321

Y compris un crochet simple, un couteau, une fourchette et une brosse

Bras sans main, utilisé comme bras d'appui ; une main peut être ensuite app

Bras avec main en bois ou en caoutchouc, détachable au poignet

Bras avec main en bois et tige de traction pour ouvrir le pouce depuis l'épau

Articulation de poignet à rotule

Le numéro 323 représente un bras avec une articulation du poignet à rotule pour une amputation sous le coude, mais ne convient pas pour une amputation près du poignet car l'espace à cet endroit est requis pour le mécanisme de l'articulation. Dans les diverses utilisations auxquelles peut être destinée une main artificielle, un changement dans la position de la main est souvent souhaitable ; par exemple, pour maintenir un livre ou un papier en position pendant qu'on écrit avec la main saine, la main artificielle peut être tournée de manière à ce que le bout des doigts repose sur l'article et le maintienne solidement en place. En amenant le bras devant le corps, l'articulation à rotule permet de rapprocher la main du corps d'une manière très simple et réaliste. Dans d'autres positions souhaitées, la main peut être placée au degré de flexion le plus pratique et le plus utile et celui qui donne l'apparence la plus naturelle. Le numéro 332, à la page 72 , donne une illustration des détails du joint. L'avant-bras et l'attache au-dessus du coude sont en cuir, soutenus par un cadre en acier identique à celui du numéro 321. La main en bois avec pouce mobile est fournie avec ou sans tige de traction pour ouvrir le pouce avec le mouvement de l'épaule, mais aucune disposition n'est prévue pour l'utilisation d'un crochet. ou tout autre instrument à la place de la main. Une main en caoutchouc avec une douille de paume pour les outils peut être fixée si vous préférez, mais elle est un peu plus lourde. Pour les personnes qui ne sont pas employées à des travaux pénibles et qui n'ont pas l'occasion d'utiliser un crochet ou un instrument similaire, ce style de bras est souhaitable ; pour les autres, nous recommanderions le n° 321.

PRIX, N° 323

Sans tige de traction pour ouvrir le pouce

Avec fixation pour tige de traction pour ouvrir le pouce par le mouvement de l'épa

Pour bras déformé

Le n° 324, page 66 , représente un avant-bras et une main de forme irrégulière, l'avant-bras étant considérablement plus court que l'autre. Le numéro 325 représente un bras et une main artificiels fabriqués pour combler le déficit. La main peut être en bois ou en caoutchouc et amovible ou non au niveau du poignet, et des dispositions sont prises pour l'usage des instruments comme en cas d'amputation. Ces malformations sont traitées mécaniquement de la même manière que les amputations. Des moules en plâtre ou des moulages des parties déformées sont nécessaires, ainsi que des mesures du bras et de la main opposés.

PRIX, N° 325

Avec main en bois ou en caoutchouc

Avec main en bois, pouce ouvert par mouvement d'épaule

Manière de fixer le bras et les sangles

Le n° 326 illustre le bras pour amputation sous le coude, équipé d'une épaulière, d'une sangle passant autour du corps pour le maintenir en place et de l'attache pour ouvrir le pouce par mouvement de l'épaule opposée. Si le pouce doit être ouvert avec l'aide de la main saine, cette sangle supplémentaire et cette tige de traction sont omises.

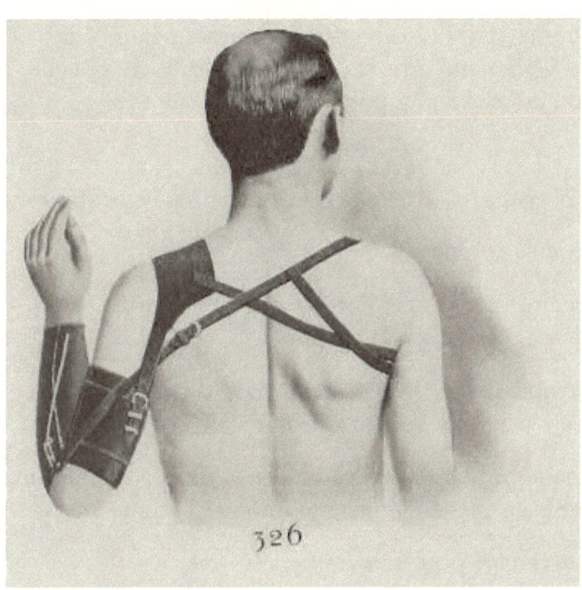

Bras pour amputation au-dessus du coude

Le n° 327 de la page suivante représente un bras en bois pour amputation au-dessus du coude, muni d'une corde pour relever l'avant-bras et le bloquer à angle droit. Ceci fonctionne comme indiqué au n° 330, tandis que le mécanisme est le même que celui indiqué dans le dessin détaillé n° 332. La main en bois ou en caoutchouc n° 328 est fournie fixée ou détachable de manière permanente, mais ce bras peut être utilisé comme une cheville, sans main, le crochet n° 310 ou tout autre instrument étant utilisé à la place de la main. Il peut également être réalisé sous forme de cheville sans joint au coude, droit ou courbé à n'importe quel angle souhaité.

PRIX, N° 327

Y compris crochet, couteau, fourchette et brosse

Sans articulation du coude ni main	30,00 $
Sans main, mais avec articulation du coude sans mécanisme pour lever l'avant-bras	35h00
Sans main, mais avec articulation du coude avec engrenage pour relever l'avant-bras	40h00
Avec main en bois ou en caoutchouc fixée à demeure, sans outils et sans engrenage pour lever l'avant-bras	50.00
Avec engrenage pour relever l'avant-bras	60.00
Avec main amovible en bois ou en caoutchouc, y compris les outils, sans mécanisme de levage de l'avant-bras	60.00
Avec engrenage pour relever l'avant-bras	65.00

Manière de fixer

Le n° 330 représente le corset utilisé avec les bras pour l'amputation supérieure. Le bras est lacé ou bouclé au corset, et un cordon de serrage dans le dos sert à relever l'avant-bras en haussant les épaules.

Articulation du poignet à rotule pour amputation au-dessus du coude

Le n° 331 représente un bras en bois pour amputation au-dessus du coude, avec articulation du poignet à rotule. Une explication du poignet à rotule pour amputation sous le coude est donnée à la page 69 sous le numéro 323. L'articulation est universelle et permet de placer la main dans n'importe quelle position, comme le montrent les lignes pointillées. Celui-ci est maintenu en place par la friction du ressort sur la bille. Le poignet ne peut pas avoir la forme tout à fait naturelle que nous sommes capables de produire sans l'articulation à rotule ; mais celui-ci doit être nécessairement rond. Cependant, cette partie est généralement recouverte du revers ou de la manche et n'est pas visible.

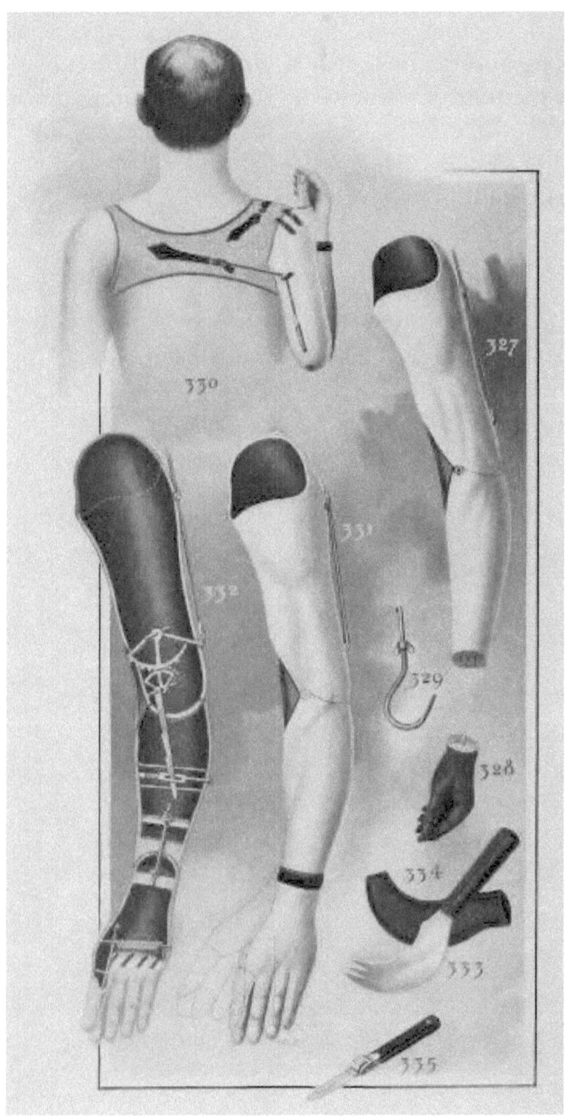

Le n° 332 est une vue en coupe du bras et de la main. Une impulsion vers l'avant de l'épaule et du moignon provoque la traction de la corde, déplaçant les roues à segments dentés de manière à élever l'avant-bras à n'importe quel degré de flexion, lorsqu'il est retenu en position au moyen d'un loquet passant à travers une tige à ressort et se verrouillant automatiquement. . L'utilisateur peut porter commodément un manteau, un châle, un panier, etc. sur le bras artificiel. Une pression sur le bouton situé sous le bras libère le verrou et l'avant-bras est à nouveau sous le contrôle du moignon et des épaules. Le ressort dans la main sert à maintenir le pouce en position et est le même que celui que nous mettons dans toutes les mains avec un pouce mobile.

PRIX, N° 331

Avec main en bois ou en caoutchouc

Couteau de table et fourchette combinés

Le numéro 333, page 72 , représente un de ces instruments utiles, conçu et fabriqué expressément pour ceux qui ont été privés de l'usage d'une main, et aucune de ces personnes ne peut se permettre de s'en passer pendant une journée. La lame est en acier fin, affûtée jusqu'à devenir tranchante et se terminant par une fourchette. Un mouvement de roulement coupera les aliments et une torsion de la main mettra la fourchette en position pour l'utilisation. Le n° 334 représente un étui en cuir dans lequel le couteau peut être inséré.

PRIX, NOS 333 ET 334

Manche en séquoia

Manche en ébène

Manche en os

Manche en ivoire

Manche en perles

Gaine, en supplément

Couteau de poche pour manchots

Le numéro 335, page 72 , représente un couteau simple et utilisable qui peut être utilisé rapidement et commodément d'une seule main. Une simple traction du pouce ouvre la fente de la lame, la lame descend et sort et est solidement verrouillée ; inversez le couteau, avec la lame vers le haut, et une traction du pouce lui permet de retomber dans le manche.

PRIX, N° 335

Cinq pouces et demi de long une fois ouvert

Neuf pouces de long une fois ouvert

ARTICLES DIVERS

FERMES réalisées sur commande avec succès garanti ; caoutchouc dur, celluloïd, cuir, fil et élastique. Tous les styles désirables sont en stock. Le traitement mécanique des cas difficiles de hernie est une spécialité. Fournitures et réparations de fermes. Envoyer un catalogue de fermes.

BAS ÉLASTIQUES pour varices et articulations faibles ou enflées. Envoyer pour les prix et les instructions pour les mesures.

SUPPORTS ABDOMINAUX ET CEINTURES CONTRE L'OBÉSITÉ. Grande variété d'élastiques et non élastiques. Supports spéciaux, notre propre modèle, à utiliser après des opérations abdominales.

APPAREILS DE DÉFORMATION pour membres paralysés et faibles fabriqués sur commande.

VESTES EN CUIR BRUT pour la courbure de la colonne vertébrale. Ils sont légers, rigides et poreux et constituent une grande amélioration par rapport aux vestes en plâtre ou en cuir.

TRICYCLES POUR INFIRMES. Entraînement manuel et pied, avec roulements à billes et sur coussins en caoutchouc ou pneumatiques. Nous sommes des agents spéciaux pour ces machines, comme nous le sommes pour les fauteuils invalides. Envoyer pour catalogue tricycle.

PANSEMENTS CHIRURGICAUX, SUSPENSEURS , SUPPORTS UTÉRINS, ETC.

Béquilles et fournitures pour béquilles

Nous ne vendons que la meilleure qualité de ces produits et sur lesquels on peut absolument compter. Envoyées dès réception du prix, ou COD si la commande est accompagnée d'un acompte d'un dollar pour couvrir les frais express si pour une raison quelconque les béquilles nous sont retournées. Des béquilles spéciales seront fabriquées sur commande pour ceux qui désirent quelque chose de différent de la ligne régulière, mais un paiement anticipé est requis. Notre catalogue de béquilles donne des descriptions plus complètes que les brèves données ici et sera transmis à tous ceux qui en feront la demande.

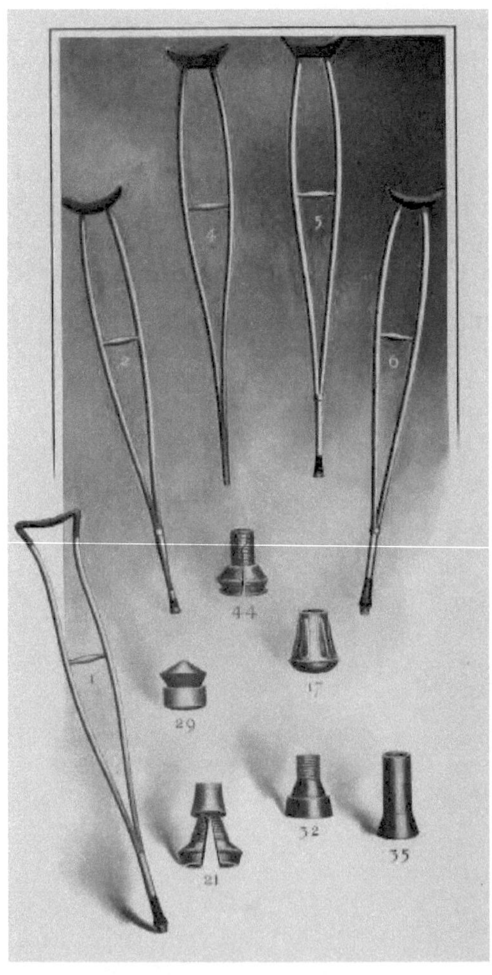

N° 1 : haut à ressort, douille et bas de la mâchoire. Prix, par paire : Palissandre ou lancewood, 9,50 $; extra lourd, 10 $; érable rocheux, 7 $; extra lourd, 8 $.

N° 2—haut en corne de vache. Tables en érable de roche, cerisier et repose-mains. Prix, par paire : Qualité A, fond à virole unie, 2,50 $; extra lourd, 3 $. Qualité C, avec fond n° 35, coussin n° 32, 3,75 $; extra lourd, 4,50 $.

N° 4—Plain Split. Tables et repose-mains en érable de roche, cerisier, pas de virole en bas. Prix, par paire, 1,50 $.

N° 5 : dessus rembourré. Tables en érable de roche, cerisier et repose-mains. Prix, par paire : Qualité A, virole simple en bas, 2,50 $; extra lourd, 3 $. Qualité B, douille n° 35, coussin n° 32, 3,75 $; extra lourd, 4,50 $.

N° 6 : dessus rigide, douille et fond de mâchoire. Prix, par paire : Palissandre ou lancewood, 9,50 $; extra lourd, 10 $; érable rocheux, tables et repose-mains en palissandre, 7 $; extra lourd, 8 $.

N° 21—Bas de la douille et de la mâchoire. Taille moyenne, 2 $ la paire ; grande taille, 2,50 $ la paire. Mâchoires n° 44 avec fond à bride utilisées sans supplément.

N° 35—prises. Deux tailles, 1 $ la paire.

N° 29—coussins en caoutchouc blanc gomme pure. Taille moyenne, 50 cents la paire ; grande taille, 75 cents la paire.

N° 17—embouts en caoutchouc à enfiler sur l'extrémité des béquilles ou de la canne. Différentes tailles. Prix, trois huitièmes à un pouce, 20 cents la paire.

En correspondance, si vous répondez aux questions suivantes cela nous donnera une très bonne idée de votre état et nous permettra de mieux juger ce qui vous conviendra comme membre artificiel. Donnez le numéro tel qu'il apparaît avant la question, puis la réponse à la question.

1. Votre nom

2. Bureau de poste

3. Comté

4. État

5. Âge

6. Poids

7. Hauteur

8. Profession

9. Jambe ou bras amputé

10. En cas d'amputation

11. Droite ou gauche

12. Au-dessus ou en dessous du coude ou du genou

13. Si ci-dessus, indiquez la longueur à partir du corps

14. Si ci-dessous, indiquez la longueur à partir du genou ou de l'articulation du coude.

15. Quel est l'état de la souche

16. Pouvez-vous supporter une pression sur l'extrémité du moignon

17. Cause de l'amputation

18. Utilisez déjà un membre artificiel

19. Si oui, quel style et quelle fabrication, et combien de temps

20. Était-ce satisfaisant

21. Sinon, pourquoi

22. Avez-vous un de nos nouveaux catalogues

23. Serait-ce une incitation pour vous à nous donner un ordre si nous envoyions un homme prendre vos mesures

24. Si nous le faisions, prendriez-vous en charge une partie des dépenses

25. Souhaitez-vous travailler pour bénéficier d'une prime gratuite pour membres artificiels ? Si oui, nous vous enverrons les détails

Souhaitez-vous obtenir des informations particulières au sujet des membres artificiels ? Si tel est le cas, faites-le-nous savoir et nous ferons de notre mieux pour vous éclairer.